U0647205

溃疡性结肠炎和克罗恩病患者

捍卫肠道外器官 60 贴士

主　　编◎沈　骏　朱明明　戴张晗　陆君涛

执行主编◎贾克钰

ZHEJIANG UNIVERSITY PRESS

浙江大学出版社

图书在版编目(CIP)数据

溃疡性结肠炎和克罗恩病患者捍卫肠道外器官60贴士/
沈骏等主编. — 杭州：浙江大学出版社，2024.4
ISBN 978-7-308-24726-9

Ⅰ. ①溃… Ⅱ. ①沈… Ⅲ. ①溃疡-结肠炎-防治②
克罗恩病-防治 Ⅳ. ①R574.62

中国国家版本馆 CIP 数据核字(2024)第 048365 号

溃疡性结肠炎和克罗恩病患者捍卫肠道外器官 60 贴士
主　　编　沈　骏　朱明明　戴张晗　陆君涛
执行主编　贾克钰

责任编辑　张　鸽(zgzup@zju.edu.cn)
责任校对　季　峥
封面设计　续设计-黄晓意
出版发行　浙江大学出版社
　　　　　(杭州市天目山路 148 号　邮政编码 310007)
　　　　　(网址：http://www.zjupress.com)
排　　版　杭州晨特广告有限公司
印　　刷　浙江省邮电印刷股份有限公司
开　　本　880mm×1230mm　1/64
印　　张　4.8125
字　　数　116 千
版 印 次　2024 年 4 月第 1 版
　　　　　2024 年 4 月第 1 次印刷
书　　号　ISBN 978-7-308-24726-9
定　　价　49.00 元

《溃疡性结肠炎和克罗恩病患者捍卫肠道外器官 60 贴士》编 委 会

贺　薇　上海交通大学医学院附属仁济医院
　　　　病理科

贾克钰　上海交通大学医学院附属仁济医院
　　　　宝山分院　科教办公室

陆君涛　上海交通大学医学院附属仁济医院
　　　　消化内科

乔宇琪　上海交通大学医学院附属仁济医院
　　　　消化内科

沈　骏　上海交通大学医学院附属仁济医院
　　　　消化内科
　　　　上海交通大学医学院附属仁济医院
　　　　宝山分院　消化内科

沈奕茗　上海交通大学医学院

孙　颖　上海交通大学医学院附属仁济医院
　　　　消化内科

童锦禄　上海交通大学医学院附属仁济医院
　　　　消化内科

王天蓉　上海交通大学医学院附属仁济医院
　　　　消化内科
吴晓蓉　上海交通大学医学院附属仁济医院
　　　　护理部
　　　　上海交通大学医学院附属仁济医院
　　　　宝山分院　护理部
吴依霖　上海交通大学医学院
徐锡涛　上海交通大学医学院附属仁济医院
　　　　消化内科
杨艳秋　上海交通大学医学院附属仁济医院
　　　　宝山分院　科教办公室
钟睿骐　上海交通大学医学院
朱明明　上海交通大学医学院附属仁济医院
　　　　消化内科
朱　琦　上海交通大学医学院附属仁济医院
　　　　消化内科
　　　　上海交通大学医学院附属仁济医院
　　　　宝山分院　消化内科

前　言

　　溃疡性结肠炎和克罗恩病作为炎症性肠病的两种常见亚型,给患者的日常生活带来了深远的影响。这两种疾病不仅影响肠道健康,还可能累及肠道外的多个器官,如肝脏、关节、皮肤、眼等。因此,对于患者而言,全面了解并有效应对肠道外器官受累的问题是至关重要的。

　　《溃疡性结肠炎和克罗恩病患者捍卫肠道外器官 60 贴士》的出版正是为了满足这一迫切需求。上海交通大学医学院附属仁济医院消化内科炎症性肠病团队希望通过这本书,帮助广大溃疡性结肠炎和克罗恩病患者树立全面的健康观念,不仅关注肠道本身,也关注肠道外器官的健康状况,为他们提供大量实用的贴士和建议,帮助他们更好地保护和管理自己的肠道外器官健康。本书内容反映了当前最新的研究成果和临床实践经验,紧密结合患者的实际需求,深入浅出地向读者普及溃疡性结肠炎和克罗恩病对肠道外器官的影响,以及在日常生活中如何进行有效预防和管理,无论是饮食调整、日常锻炼,还是心理调适、定期检查等,本书都有详细的指导,方便患者在日常生活中遵照操作和执行。此外,本书还阐述了溃疡性结肠炎和克罗恩病对肠道外器官的影响机制,详细介绍了可能出现的并发症及其预防方法,提供了针对不同患者群体的个性化建议。在传递专业知识的同时,本书也注重对患者的人文关怀,让读者感受到来自社会的温暖和支持,增强他们战胜疾病的信心和勇气。

本书的主要目标读者是溃疡性结肠炎和克罗恩病患者及其家属;同时,本书也适用于广大医务工作者、医学生以及对炎症性肠病感兴趣的社会各界人士阅读。我们希望通过本书搭建起一个沟通平台,让更多的人了解并关注溃疡性结肠炎和克罗恩病患者这一群体,共同为他们的健康保驾护航。

在本书的编写过程中,我们得到了许多专家学者的支持和帮助,在此表示衷心感谢。同时,我们也要感谢广大患者和家属的信任与支持,正是你们的需求和期待,激励着我们不断前行、不断进步。最后,我们衷心希望《溃疡性结肠炎和克罗恩病患者捍卫肠道外器官 60 贴士》能够成为广大溃疡性结肠炎和克罗恩病患者及其家属的良师益友,帮助大家更好地应对疾病带来的挑战和困难。同时，我们也期待通过本书的出版，能够增加社会人士对炎症性肠病及其并发症的关注和认识，为构建更加和谐、健康的社会环境贡献力量。

主编:沈骏　朱明明　戴张晗　陆君涛

执行主编:贾克钰

目　录

贴士 ①
炎症性肠病患者甲状腺结节的注意点

甲状腺是位于人体颈前的重要内分泌器官,形状像蝴蝶,为红褐色腺体,犹如盾甲,故命名为"甲状腺"。甲状腺最主要的功能是分泌与合成甲状腺激素。甲状腺激素的功能很多,主要包括促进生长发育、增加基础代谢率、影响物质的代谢,及维持神经系统的兴奋性等。

甲状腺结节是指甲状腺内的异常肿块。这些结节通常是囊性的或实性的,可以是单个结节,也可以是多个结节。如果发现结节,也不必恐慌,大多数甲状腺结节是良性的,恶性甲状腺结节仅占甲状腺结节总量的 5% 左右。甲状腺结节通常不会引起症状,尤其是一些难以察觉到的小结节。但有些人可能会感到颈部肿块或压迫感。如果结节变得足够大,可能会压迫周围组织和器官,导致喉咙不适、有异物感、声音嘶哑、咳嗽和吞咽困难等症状。

大部分患者是在体检时发现甲状腺结节。如果甲状腺结节较大,患者颈前部可见异常肿块。通过超声检查,可以无创、方便地发现甲状腺中较小或位置较深的结节,还可以明确结节大小、形态、钙化情况等重要信息,初步判断结节的良恶性情况。细针穿刺是另一种用于检查甲状腺结节的方法,它通常在超声引导下进行。在细针穿刺过程中,医生会使用一根细针穿透甲状腺结节,抽取一小部分细胞进行检查,以确定肿块的性质。细针穿刺通常简单、安全,患者可能会感到轻微不适或疼痛,但一般不需要麻醉或住院。

如果甲状腺结节经过细针穿刺检查被确诊为恶性,那么可能需要手术治疗。

目前,炎症性肠病与甲状腺结节之间的关系尚不清楚。一些研究表明,甲状腺结节是甲状腺组织的异常增生,而甲状腺疾病(如甲状腺炎、甲状腺肿大等)可能与免疫系统有关。这种关系可能是由于炎症性肠病患者免疫系统不稳定,出现系统性炎症反应,使免疫系统更有可能攻击其他器官,包括甲状腺。另外也有研究显示,甲状腺功能异常(如甲状腺功能低下)可能与炎症性肠病有关。甲状腺功能异常会导致代谢率降低、能量消耗减少,进而可能影响炎症性肠病患者的病情进展和治疗效果。

那么对于炎症性肠病患者来说,如果出现甲状腺结节,有哪些注意点?

1.定期进行甲状腺结节检查。炎症性肠病患者通常需要长期服用免疫抑制剂或类固醇类药物等,这些药物可能会增加患者发生甲状腺结节的风险,因此建议定期进行甲状腺结节检查,如甲状腺超声检查。

2.需要密切关注甲状腺结节的变化。如果发现甲状腺结节的大小、形状或质地有变化,应及时就医。

3.调整药物治疗。如果发现甲状腺结节的增大与免疫抑制剂或类固醇类药物等的使用有关,可以考虑调整药物治疗方案,避免影响甲状腺的健康。

4.保持良好的生活方式,如饮食均衡、规律运动、戒烟限酒等,降低甲状腺结节的发生风险。

5.根据医生建议进行治疗。如果发现甲状腺结节需要治疗,应根据医生的建议进行,治疗方式包括手术切除、药物治疗等。

甲状腺结节其实没有想象的那么恐怖。即使被诊断为甲状腺癌,也无须太过悲观。

甲状腺癌的治愈率比胃癌、肺癌等恶性肿瘤的高得多,复发率不到 3%,复发患者可以继续采用手术治疗或碘 131 治疗。在饮食方面,大部分患者能正常进食,但需避免食用富含碘的海产品,摄入足够的优质蛋白质和铁,避免劳累,保持心情愉悦、舒畅。

朱明明

贴士 ②

泪道阻塞怎么办?

泪道阻塞是眼科常见的多发病会导致泪液无法正常流动到鼻腔。它通常发生在泪液从泪腺流出经过泪点到鼻腔的通道出现问题时。阻塞可能发生在泪点、泪道管道或涎泪囊。泪道阻塞的病因有很多,包括先天性和发育问题、炎症、外伤、异物、肿瘤、医源性损伤和严重药物过敏反应(如疫苗接种后反应)等。其症状主要有多泪、眼睛湿润或异物感,以及反复的眼睛感染等。

◇ **泪道阻塞的危害有哪些?**

首先,泪道阻塞,溢泪会造成不适感,并

造成容貌上的缺陷。长期泪液浸渍可以引起慢性刺激性结膜炎、下睑和面颊部湿疹性皮炎。其次,不断擦拭眼泪,长期作用可致下睑外翻,还会加重泪溢症状。同时,慢性泪囊炎作为潜伏感染灶,会导致角膜溃疡的发生。甚至当泪道发生阻塞时,泪液内的细菌数量、成分可能发生变化,使眼球终日浸泡在带菌的泪水中,可造成结膜炎、角膜炎等,危害眼球。

目前,尚无充分的研究证据证明炎症性肠病与泪道阻塞之间存在直接关系。然而,一些炎症性疾病和自身免疫疾病可能与泪道阻塞有关,因为它们都涉及身体免疫系统的异常反应。近期有研究发现,与肠道和鼻黏膜一样,泪道内同样存在局部的黏膜免疫相关的淋巴组织,而这些淋巴组织结构和功能的破坏会启动一系列免疫应答过程,这也可能是发生泪囊炎的关键因素。

◇ 有哪些办法可以治疗泪道阻塞?

临床上治疗泪道阻塞的原则是控制泪囊炎症,恢复或建立泪道泪囊至鼻腔引流通道。以下是一些可能有效的治疗方法。

(1)按摩:可以在医生的指导下进行泪道按摩,以帮助打开阻塞的泪道。

(2)积极治疗炎症性肠病:部分患者的泪道阻塞与炎症性肠病疾病活动有相关性,那么治疗炎症性肠病可能有助于缓解泪道阻塞。

(3)药物治疗:一旦确诊为泪道阻塞,需要判定是否有活动性炎症,如果局部内眦区域出现皮肤肿胀、发红,同时有大量黄白色脓液从内眼角溢出,表面有活动性炎症,则需要局部滴用抗菌药物滴眼液来控制感染。

(4)神经肌肉电刺激疗法:通过电刺激来刺激泪道周围肌肉,以帮助泪液恢复流动。

（5）手术治疗：在一些情况下，手术可能是必要的，可以通过泪道探通或者人工泪管植入手术来解决泪道狭窄的问题。但手术一定要在感染控制 3 天后才可进行。

无论采取哪种治疗方法，都应在医生的指导下进行，以确保治疗效果最佳并避免潜在的副作用。对于炎症性肠病患者来说，如果正在服用激素、免疫抑制剂或生物制剂，在免疫抑制状态下，一旦发生泪道阻塞，就更易继发感染，所以炎症性肠病患者如果发现不自主溢泪的情况，更应该及时就诊治疗。

朱明明

贴士 3

这种皮肤黑斑要注意，可能是消化道罕见病

　　随着岁月的流逝，人体的新陈代谢功能减慢，脸上不知不觉长出了很多"雀斑""黑痣"，尤其上年纪后，黄褐斑更是挥之不去。不同部位出现色斑反映身体不同的健康问题。研究显示，部分黑斑息肉综合征患者在疾病早期会在口唇、面颊、口腔黏膜、手指、手掌及脚底等处长出一些皮肤黏膜的色素黑斑，这是一种非常棘手的消化道疾病。除黑痣以外，患者的胃肠道也会出现多发息肉的现象。

　　黑斑息肉综合征，又称家族性黏膜皮肤色素沉着胃肠道息肉病，这是一种非常罕见

的基因遗传病,以皮肤黏膜色素沉着、胃肠道多发息肉为主要表现。更重要的是,它具有很强的家族遗传史。患者胃肠道息肉发生癌变的风险较高,需要定期监测、规律随诊、及时治疗。

黑斑息肉综合征患者多为自幼发病,早期可能没有典型症状,表现为指端或黏膜部位色素沉着,并不影响日常生活,所以常常会被忽略。但胃肠道息肉增多、增大,可以引发各种并发症,会出现肠扭转、肠套叠、肠梗阻、消化道出血、营养不良及儿童发育迟滞甚至癌变等情况,疾病反复发作,患者苦不堪言。

黑斑息肉综合征和炎症性肠病都可能引起胃肠道息肉病变,但两者属于不同的疾病。黑斑息肉综合征是由基因突变引起的遗传性疾病,而炎症性肠病是肠道异常免疫反应所导致的一组慢性炎症性疾病。尽管两种疾病的病理机制不同,但黑斑息肉综合征患者患有炎症性肠病的报道并不罕见。一些研究表明,黑斑息肉综合征患者患溃疡性结肠炎的风险可能会增加。由于黑斑息肉综合征患者消化道息肉具有多发及反复生长等特点,所以定期内镜检查及诊治显得尤为重要。对疑似黑斑息肉综合征的患者,首先完成胃镜及结肠镜检查,为诊断黑斑息肉综合征提供直接证据。

小肠镜是目前诊断黑斑息肉综合征小肠息肉最直接的方法,可以明确息肉的形态、大小、数量、分布,并通过组织活检明确息肉性质及有无癌变发生。对于直径＜0.5cm的息肉,可随诊观察,每隔1～2年做结肠镜检查;而对于直径≥0.5cm的息肉,符合内镜下息肉切除术条件者可以在内镜下切除。更有研究证明,双气囊小肠镜还可以有效预防肠套叠、肠梗阻、消化道出血及息肉癌变等黑斑息肉综合征并发症的发生。而7～18岁是黑斑息肉综合征息肉内镜治疗的关键时期,积极进行内镜干预治疗,可以避免手术或降低外科手术率。

对黑斑息肉综合征的治疗,旨在缓解症状、提高生活质量、避免严重并发症。当出现严重并发症时,只能被动接受外科治疗,多数患者一生不得不接受多次开腹手术。

黑斑息肉综合征患者比普通人更易患恶性肿瘤,一定要早发现、早治疗。当口唇周围、面颊部、鼻孔内壁、手足等位置出现不明原因的黑斑时,一定要多加注意,定期进行胃肠镜检查。

朱明明

贴士 **4**

眼睛无神、睁不开，小心上睑下垂在"捣乱"

上睑下垂是指上眼睑的位置下降，导致眼睑下端覆盖部分或者全部的视野，使眼睛外观不对称或者疲劳，也就是我们通常说的眼皮子塌下来。这主要是由于上眼睑上抬的力量和程度不够，导致眼球被部分遮挡，眼白和眼黑都不能完全暴露，外表看起来双眼不一样大。上睑下垂可能会影响视觉功能并引起不适感。如果儿童出现上睑下垂更可能影响视觉发育，易形成弱视。

上睑下垂分为先天性和后天获得性两种。若孩子生下来表现为上睑下垂，通常与

提上睑肌发育异常或者动眼神经核发育异常
有关。上睑下垂还具有遗传性，若患者为后
天出现上睑下垂，则需要进一步查找原发病。
通常，后天获得性上睑下垂可能是由肌肉腱
膜退行性变、重症肌无力、动眼神经麻痹、交
感神经相关疾病，或提上睑肌炎症、机械性损
伤引起的。随着年龄的增长，老年人会发生
上眼睑不同程度的下垂，多半是由于老年人
提上睑肌退行性改变，腱膜被过度拉长，失去
弹性导致的。其主要临床表现有上眼皮下
垂，眼睛变小了，通常是双眼，一眼轻、一眼
重，也可能是单眼。

　　目前没有直接证据表明炎症性肠病与上
睑下垂之间存在明确的关系。然而研究表
明，一些眼部疾病是炎症性肠病的肠外表现，
例如巩膜炎、前房积液和眼外肌炎等，而上睑
下垂可能是这些眼部疾病的表现之一。此

外,长期的慢性炎症状态也可能导致身体其他系统炎症反应和病变,因此不能完全排除炎症性肠病与上睑下垂之间存在潜在关系的可能性。需要更多研究进一步探讨。

◇ **上睑下垂分度**

上睑下垂可分为轻度、中度、重度三度。

1. 轻度是指患侧上睑下移 2mm 及以内,或上睑遮盖住瞳孔的上 1/3。

2. 中度是指患侧上睑下移 3mm 左右,或上睑遮住瞳孔的 1/2。

3. 重度是指患侧上睑下移 4mm 及以上,或上睑遮住瞳孔的 1/2 以上。

如果发现上眼皮下垂,先不要紧张,及时到眼科就诊,检查明确病因。如果是短时间内出现的,需排除外伤性因素,比如常见的白内障手术后出现的一过性上睑下垂,还有面瘫之后出现的上睑下垂、重症肌无力引起的上睑下垂等。老年性上睑下垂是长期持续的，随着患者年龄增长逐渐加重。

如果以下事项中出现 2 项以上，建议到医院眼科门诊就诊：①睁开眼睛，眉毛用力向上抬时，额头上有皱纹；②仰头视物；③睁眼费劲；④由于眼睑下垂，经常被问"累吗？还没睡醒吗？"；⑤睁眼时上眼皮遮盖黑眼珠过多；⑥努力睁眼时，上方视野受影响；⑦照镜子或照相时，大小眼，眼睛反光点不明显，或者两侧高低不一。

对于先天性上睑下垂患者，应及早手术治疗；而对于后天获得性上睑下垂患者，应首先明确病因，在控制原发病之后再行手术治疗。上睑下垂通过手术矫形后，能提紧皮肤，显露全部睑缘，同时睫毛上翘，眼裂增宽、增长。这样不仅显得精神，而且能增大视野，有利于情感交流和明眸显露。当然，具体的适合的矫正手术方式还需要经过专科医生的评估后,根据病因的复杂程度、临床表现、疾病严重程度来选择,并确定最终的治疗方案。

朱明明

贴士 ⑤

炎症性肠病患者的白内障担忧

白内障是指眼球中的晶状体逐渐变得混浊,导致视力模糊或丧失的眼部疾病。在全球范围内,白内障是排名第一的致盲眼病,通常早期症状并不显著,患者经常会误以为是老花眼而延误治疗。随着晶状体逐渐浑浊,出现视觉模糊、对比度降低、对强光的敏感度增加以及光晕现象,随着病情加重,患者最终可能会完全失明。白内障通常随着年龄的增长而发生,但也可能由外伤、遗传、长期使用某些药物、病理性疾病等因素引起。老年性白内障则是白内障中最常见的一种。据统计,50～60 岁者老年性白内障的患病率为

50%～70%,70 岁以上者超过 70%,而 80 岁以上的老年人患病率可能更高。因此,掌握白内障有关知识,做到正确预防、治疗白内障是至关重要的。

炎症性肠病的发病高峰往往集中在中青年,因此伴白内障的概率较低。在目前的医学研究中,也没有直接证据证明炎症性肠病与白内障之间存在明确的关系。然而,临床上约 10%～20% 的炎症性肠病患者会出现与眼睛相关的症状,如巩膜炎、泪腺炎、前房积液等,这些疾病可能与自身免疫性和炎症反应有关。此外,长期慢性炎症状态可能会导致身体其他系统的炎症反应和疾病,从而增加患白内障的风险。

目前尚无研究证明哪些确切的措施可以起到预防白内障或减缓白内障进展的作用,但以下措施可能会有所帮助。

1. 定期进行眼科检查:可以及早发现潜

在的眼部问题,若出现眼睛疼痛、发红、看灯光有彩色光环等情况,应及时到医院检查治疗。

2. 均衡饮食:多吃蔬菜、水果,其中含有的丰富维生素和抗氧化物质有助于保持眼睛健康。

3. 保护眼睛、避免疲劳:注意用眼卫生,避免过度用眼,睡前建议做眼保健操,以助于改善眼部血液循环。户外活动时戴太阳镜,减少眼部紫外线照射。

目前,白内障的治疗有药物治疗和手术治疗两种方式。治疗药物主要包括辅助营养类药物和抗氧化损伤药物,但是药物治疗仅适用于轻症患者或者因特殊原因无法耐受手术的患者,不同患者药物治疗反应个体差异较大。手术是目前最常用且有效的治疗方法,手术切除已经浑浊的晶状体,并植入人工晶体。目前,白内障手术治疗开展广泛、方式成熟、疗效较好,可作为首选的治疗方式。如果已经被诊断为白内障,最好向眼科专家咨询,以获取更多详细信息和个性化建议。

朱明明

贴士 **6**

肿瘤靶向治疗导致的肠炎有类似于溃疡性结肠炎的表现时怎么办？

作为新型抗肿瘤药物，肿瘤分子靶向药物针对肿瘤发病机制的某个或某几个特定的分子靶点，选择性地杀伤肿瘤细胞。这些靶点主要在肿瘤细胞表达，而在正常细胞表达量很低，所以靶向这些分子的药物就像战士打靶一样，只精准地靶向攻击肿瘤细胞，对身体正常组织细胞的损害很小。而传统化疗药物往往没有目标性，全面"轰炸"，效果虽然明显，但往往在杀伤肿瘤细胞时也对人体正常组织和细胞造成一定程度的破坏。因此，与传统化疗药物相比，靶向药物具有更高的特异性和选择性，可以更有效地杀死肿瘤细胞，同时减小对正常细胞的损伤,减少副作用。

　　分子靶向治疗是肿瘤治疗领域的一个非常大的进步。靶向治疗目前已经涵盖临床常见的大多数瘤种,如转移性非小细胞肺癌、乳腺癌、结直肠癌、肝癌、胃癌等。靶向治疗也已经成为当前晚期肿瘤治疗的主要手段之一。此外,靶向治疗还可以与化疗、放疗等治疗手段联合使用,以达到更好的治疗效果。

　　说到肿瘤靶向治疗,我们要介绍一下PD-1(程序性死亡受体1)抑制剂。PD-1抑制剂被誉为"抗癌神药",其包括PD-1抗体和PD-L1抗体,是肿瘤免疫治疗新药。其实,PD-1抑制剂并不能直接杀伤肿瘤细胞,而是通过激活患者自身免疫系统来抗癌。在应用PD-1抑制剂前,需要检测PD-L1水平。PD-L1水平高,预示响应免疫疗法的概率更高,治疗效果更好。总体来说,PD-1抑制剂单独使用的有效率并不高,其单独使用在绝大多数、未经挑选的实体瘤中的有效率约为 10%～30%。但是 PD-1 抑制剂的最大优势是疗效持久，由于免疫系统具有记忆功能，所以一旦 PD-1 抑制剂起效，部分病友可以实现临床治愈，即 5 年、10 年不复发、不进展或长期生存。

PD-1 抑制剂总体副作用远小于传统的放疗、化疗。其最常见的副作用是流感样的表现，如发热、乏力、头晕、全身肌肉酸痛、嗜睡等，发生率在 30% 左右，对症处理即可。但是由于免疫反应过强，免疫细胞错误地攻击正常细胞，所以有些患者（5%～10%）会出现严重的免疫相关的炎症反应，如甲状腺炎症、免疫性肺炎、免疫性肠炎、免疫性肝炎、免疫性心肌炎等。其中，免疫性肠炎的发生率约为 3%，而联合其他免疫疗法（如伊匹单抗）会使结肠炎的发生率显著增高（24%），并且免疫性肠炎在免疫治疗后的任何时间内都有可能发生。其主要表现为抗菌药物治疗无效的腹泻,并由此衍生出电解质紊乱、腹痛、乏力,甚至穿孔、消化道出血等一系列问题。免疫相关性肠炎需要与炎症性肠病(尤其溃疡性结肠炎)相鉴别,一旦确诊,需要及时处理。激素是控制免疫性结肠炎的主要药物,症状轻微者可选择口服,严重者则需要静脉注射或加用其他免疫抑制药物(如英夫利昔单抗)。在激素治疗后,大多数患者的结肠炎症状会得到解除,但有可能复发,增加激素起始给药剂量并延长激素给药周期可能有助于减少复发。

炎症性肠病增加了患者发生肠道癌症的风险。研究发现,炎症性肠病患者发生肠道癌症的风险是正常人群的 2～4 倍,且患癌风险随着病程的延长而增加。荷兰一项 30 年队列研究评估了 1991—2020 年溃疡性结肠炎患者接受手术治疗的原因。病理检查显示患者在中位病程 11 年后易发生结直肠癌,且每 10 年结肠切除术标本的结直肠癌发生率显著增高。炎症严重程度也与结直肠癌的发生风险有关。相比于无活动性炎症患者,重度炎症患者的相对风险约为 31 倍,轻中度炎症患者为 2 倍多。

对于炎症性肠病患者,建议定期进行肠镜检查,以便及早发现任何异常情况。一旦发现癌变,及时手术治疗,同时要结合化疗和肿瘤靶向治疗。

尽管与传统化疗相比,分子靶向治疗的副作用相对较轻,但"是药三分毒",这类免疫抑制剂仍会导致一些新的不良反应。在分子靶向治疗期间,仍应注意不良反应的检测,预防并发症,嘱患者注意保持积极心态、健康的生活方式,以有效配合、提升治疗效果、提高生存质量。

朱明明

贴士 7

炎症性肠病患者冠脉出现问题怎么办?

冠心病是指由冠状动脉粥样硬化引起的冠状动脉血液供应不足或阻塞,造成心肌缺血和心绞痛的一类心脏疾病。当冠状动脉的斑块阻塞血液供应到心脏肌肉时,会导致心肌缺血,引起心脏症状,如胸痛、心悸和气短等。冠心病是全球死亡率最高的疾病之一。冠心病患病人数近年呈攀升态势。世界卫生组织将冠心病分为五种临床类型,即隐匿性或无症状心肌缺血、心绞痛、心肌梗死、缺血性心力衰竭和猝死。临床中则分为稳定型冠心病和急性冠状动脉综合征。

冠心病的危险因素主要包括可改变的危

险因素和不可改变的危险因素。可改变的危险因素有高血压、血脂异常、超重和(或)肥胖、高血糖和(或)糖尿病、不良生活方式[包括吸烟、不合理膳食(高脂肪、高胆固醇、高热量等)、缺少体力活动、过量饮酒],以及社会心理异常等。不可改变的危险因素有性别、年龄、家族史等。建议尽早开始对冠心病的高危人群进行冠心病筛查,包括年龄＞55岁、吸烟、高血压、糖尿病、血脂异常、早发冠心病家族史的群体。

　　冠心病典型的表现为体力活动、情绪激动后发作的心前区疼痛,多为发作性绞痛或压榨痛,也可为憋闷感。在发生心肌梗死时,胸痛剧烈,持续时间长(常常超过半小时),硝酸甘油不能缓解,并可伴有恶心、呕吐、出汗,甚至发绀、血压下降、休克、心力衰竭。当然,也有部分患者的症状并不典型,仅仅表现为心前区不适、心悸或乏力,或以胃肠道症状为主。

尽管炎症性肠病患者以中青年为主，高血压和高胆固醇血症的患病率较低，但近期研究显示，炎症性肠病患者的心血管疾病发生风险比一般人群高出约20%。这是因为长期炎症反应会导致血管内膜损伤和动脉粥样硬化形成；并且在疾病活动期，外周血中C反应蛋白和中性粒细胞计数可能是与炎症性肠病患者发生心血管疾病相关的潜在预测因子。因此，建议炎症性肠病患者尤其活动期患者积极治疗，实现疾病持续缓解，同时进行心血管疾病相关危险因素（高血压、糖尿病、高胆固醇血症、吸烟状况、体重指数等）的筛查与诊治。

心电图是诊断冠心病最简便、常用的方法。但是冠心病不发作时，心电图表现多数无特异性，需要借助其他工具进行筛查，最方便快捷的方式当属多层螺旋CT心脏和冠状动脉成像。冠脉CT作为一项无创、低危、快速的检查方法,已逐渐成为重要的冠心病早期筛查和随访手段。冠脉 CT 主要适用于:①患者有不典型胸痛症状,心电图、运动负荷试验或核素心肌灌注等辅助检查不能确诊时。②冠心病低风险患者的诊断。③可疑冠心病,但不能进行冠状动脉造影。④无症状的高危冠心病患者的筛查。⑤已知冠心病或介入及手术治疗后的随访。而冠状动脉造影及血管内成像技术是目前冠心病诊断的"金标准",可以明确冠状动脉有无狭窄、狭窄的部位、程度、范围等,并可据此指导进一步治疗。对于内科治疗下心绞痛症状仍较重者及胸痛类似心绞痛而不能确诊者,都可考虑行冠状动脉造影。

　　要预防冠心病,还是要知晓冠心病的危险因素,从人的主观能动性入手,避免一些危险因素,养成积极健康的生活习惯。以下是冠心病的一些预防措施。

对于炎症性肠病患者,需要积极治疗原发疾病,最大限度控制疾病活动,实现疾病持续缓解,密切监测血常规、C反应蛋白、粪便钙卫蛋白水平等,定期进行肠道影像学检查及内镜检查,同时监测相关危险因素。

做到科学饮食、营养均衡。清淡饮食,摄入热量不应过高,并且随着年龄增加,适量减少饱和脂肪酸(主要在动物脂肪)和糖类(谷物等)的摄入。富含多不饱和脂肪酸的地中海饮食对患者心血管具有显著的保护作用,预防心血管疾病。虽然深海鱼是多不饱和脂肪酸的重要来源,但是活动期炎症性肠病患者还是少吃为好。

配合有氧运动、动静结合。推荐每周进行4~6次的30分钟以上的中等强度运动。

合理睡眠、午间小憩。优质的睡眠是人们恢复体力和精力、消除疲劳的最简单且有效的方法。

不吸烟、不喝酒。吸烟增加心血管疾病的发生风险，不提倡吸烟。另外，"适量饮酒能预防心血管疾病"的观念现在已经被证实是错误的，滴酒不沾才是正解！

对于炎症性肠病患者，建议每年评估病情。除评估目前所使用药物的治疗效果外，还要定期监测血脂、血糖等。对于 40 岁以上男性和绝经期后女性，每年检测血脂；动脉粥样硬化性心血管疾病患者及其高危人群，应每 3～6 个月测血脂一次。此外，还需要积极治疗与动脉粥样硬化性心脏病相关的疾病，如高血压、肥胖、高脂血症与糖尿病等。在这些相关疾病的治疗过程中，千万不能自主停药，而应该按医嘱坚持按量服药，在服用完一轮药物后，再次向医生咨询，方可确定是否停药（或减药）。

朱明明

贴士 8

脸不对称了，怎么回事？

面瘫，俗称"歪嘴巴""吊线风"，是由面部表情肌群运动功能障碍引起的一种疾病。它是一种常见病、多发病，不受年龄限制。一般症状是口眼歪斜，病侧往往连最基本的抬眉、闭眼、鼓嘴等动作都无法完成。鼓腮和吹口哨时，因患病侧口唇不能闭合而漏气。进食时，食物残渣常滞留于病侧的齿颊间隙内，并常有口水自该侧淌下。泪点随下睑外翻，使泪液不能按正常引流而外溢。面瘫绝大多数为一侧性，且右侧多见，多数患者往往于清晨洗脸、漱口时突然发现一侧面颊动作不灵、口角歪斜。部分患者可有舌前2/3味觉障碍、听觉过敏等。

引起面瘫的病因有多种。根据损害发生部位,面瘫可分为中枢性面瘫和周围性面瘫两种。中枢性面瘫见于颅内病变,包括颅内大脑半球部位的肿瘤、梗死、出血等。而周围性面瘫病变在面神经核和面神经。周围性面瘫最常见的是面神经炎,又称特发性面神经麻痹,可能是由睡觉时受风受寒、风寒侵入或者病毒感染引起的。引起周围性面瘫的其他原因还有中耳炎、自身免疫反应、肿瘤、外伤、酒精中毒、糖尿病、维生素缺乏等。

与炎症性肠病直接相关的面瘫的报道非常少见。然而需要注意的是,炎症性肠病是一种全身性、炎症性、免疫性疾病,可能影响到其他器官和组织。面部神经的炎症损伤或疾病相关的炎症反应,理论上可能会在某些罕见的情况下导致面瘫的发生,但这需要进一步的研究来证实。此外,炎症性肠病患者在治疗过程中使用激素、免疫抑制剂或生物制剂，免疫系统会受到一定程度的影响，也可能更易继发病毒感染而导致面瘫的发生。

因此，若出现面瘫必须到医院神经内科进一步明确诊断及治疗。面瘫的治疗主要分为两种。

◇ **非手术治疗**

若出现面瘫，可以通过非手术方法来促进局部炎症、水肿及早消退，并促进神经功能恢复。

（1）对于周围性面神经麻痹，如为病毒感染，可用抗病毒、营养神经、糖皮质激素、B族维生素等药物。

（2）保护暴露的角膜及预防结膜炎，可用眼罩、滴眼药水、眼药膏等。

（3）按摩，用手按摩面瘫面肌，每日数次，每次 5～10 分钟。

(4)物理疗法,常用的有超短波、低中频电疗、激光、药物导入等。

(5)针灸治疗,通过针灸早期介入的疗效较为显著,能够有效缓解面部神经水肿,充分改善面部血液循环,保障神经所支配的肌纤维肥大、强化,保障其功能恢复。

◇ **手术治疗**

对保守治疗 3 个月后面神经炎仍未恢复,测定面神经传导速度及面肌肌电图检查均无反应即无电位活动者,可采用外科手术治疗。

◇ **对面瘫患者如何进行个人护理?**

急性期注意休息,避免风寒,注意保护面部。清淡饮食,保证营养摄入,严重者予以流质或半流质饮食。保持口腔清洁,饭后及时漱口,清除口腔患侧滞留的食物。加强面肌主动和被动运动,对着镜子做挤眉、露齿、闭眼、鼓腮等动作，每次 5～15 分钟，每日数次，并辅以按摩、理疗、针灸等治疗。

大多数特发性面神经麻痹患者预后良好。大部分患者在发病后 2～4 周开始恢复，3～4 个月后完全恢复。部分患者可能出现面肌无力、面肌连带运动、面肌痉挛或鳄鱼泪等后遗症。

炎症性肠病患者出现面瘫或发现任何与面部神经有关的异常症状，请及时向医生咨询并进行评估和诊断。医生将进行详细的身体检查和必要的医学测试来确定面瘫的原因，并且给予适当的治疗建议。

朱明明

贴士 ⑨

关于炎症性肠病患者非酒精性脂肪性肝病的系列问题

　　非酒精性脂肪性肝病是指无过量饮酒史，由各种原因引起的肝细胞内脂肪堆积。这种代谢性疾病是与胰岛素抵抗和遗传易感性密切相关的一种代谢应激性肝损伤。非酒精性脂肪性肝病患者通常没有明显的症状，部分患者可能表现乏力、消化不良、肝区隐痛等非特异症状。

　　我们通常认为，炎症性肠病患者普遍体重不达标，不会出现肥胖，对炎症性肠病伴随脂肪肝可能更难理解。其实在临床上，炎症性肠病合并肝损害患者中，脂肪性肝病的患病率高达27.5%，主要是非酒精性脂肪性肝病。非酒精性脂肪性肝是世界范围内最常见的肝脏疾病,在许多发达国家估计有 30% 的成人受其影响,其与肥胖和代谢紊乱密切相关,也是肝硬化、肝癌的重要原因。

目前报道显示,炎症性肠病患者中,非酒精性脂肪性肝病的患病率越来越高。这给炎症性肠病的治疗和随访监测带来新的挑战,要时刻警惕这些患者使用免疫抑制治疗后引发药物性肝损害的可能。

炎症性肠病患者发生脂肪性肝损害的原因主要有三个方面:①炎症性肠病伴随的营养不良,尤其是一些有过肠道切除史、病程长的患者由于肠道炎症和吸收问题,导致营养不良、维生素和微量元素吸收障碍,致脂肪代谢异常而发生脂肪性肝损害;②本身具有代谢高危因素、高龄等;③使用具有潜在肝毒性的药物。炎症性肠病患者在治疗过程中常常需要使用免疫调节药物,如激素和免疫抑制剂,这些药物也会对肝脏代谢和脂肪的处理产生一定的影响。因此,炎症性肠病患者可能需要定期筛查脂肪肝,重视并存的非酒精性脂肪性肝病,预防和早期治疗脂肪性肝病,以免因脂肪肝影响炎症性肠病的治疗策略。

目前,对非酒精性脂肪性肝病的药物治疗相当有限,因而生活方式改善是非酒精性脂肪性肝病的主要治疗方式,其中减重是唯一证明有效的治疗方法,3%～5%的体重减少可以改善肝脏脂肪变,而 5%～10%的体重减少可以减轻肝脏的炎症反应。

那么关于减重,我们不得不想到六个字——"管住嘴,迈开腿"。根据 2018 年《成人非酒精性脂肪性肝病预防和管理的饮食建议》,非酒精性脂肪性肝病患者的预防管理主要包括以下几个方面。

◇ 地中海饮食模式

非炎症性肠病患者可采用地中海饮食模式。地中海式饮食是有利于健康的,简单、清淡以及富含营养的一种饮食方式。这种特殊的饮食结构强调多吃蔬菜、水果、鱼、海鲜、豆类、坚果类食物,少吃肉类,尤其是红肉。研究表明,采用以蔬菜为主的地中海饮食模式,对成人非酒精性脂肪性肝病有很好的预防作用。

炎症性肠病患者在疾病缓解期可参考地中海饮食模式,适当摄食蔬菜、肉类;但是在疾病活动期,还是要参考炎症性肠病活动期饮食,积极控制病情,避免因营养消耗导致脂肪肝的发生。

◇ 限制果糖的过量摄入

避免添加果糖的加工食品和饮料,如含高果糖玉米糖浆和葡萄糖果糖糖浆的汽水、果汁、碳酸饮料、早餐麦片等。研究表明,果糖的摄入几乎没有营养价值,但与成人非酒精性脂肪性肝病的发生率和严重程度有关。

◇ **增加不饱和脂肪酸的摄入**

多食用富含多不饱和脂肪酸或单不饱和脂肪酸的食物,来代替富含饱和脂肪酸的食物。相比于饱和脂肪酸,不饱和脂肪酸可以降低非酒精性脂肪性肝病的患病率和严重程度。

◇ **增加高纤维食物的摄入**

高纤维食物能够促进肠道菌群产生短链脂肪酸,对非酒精性脂肪性肝病的发生起到保护作用。建议每顿将蔬菜作为最主要的摄入食物,并且选择多种颜色的蔬菜混合;选择全麦面包和谷物;每周食用 2～3 次菌菇类替代红肉;每天食用新鲜水果;每天适当摄入坚果类食物作为零食。以上仅限于疾病缓解期的患者。

◇ 避免过量饮酒

过量饮酒是导致酒精性脂肪肝的原因。在非酒精性脂肪性肝病中，过量饮酒可能会增加患更严重肝脏疾病的风险。

以上建议在预防成人非酒精性脂肪性肝病的同时，对其他相关的慢性疾病也会产生积极影响，如 2 型糖尿病和心血管疾病。

朱明明

贴士 ⑩

骨盆前倾不一定是好看

"翘臀"是很多健身人士的追求之一，为此大家做深蹲、硬拉等，不过实际过程中也有人前凸后翘误以为自己是翘臀，长时间坐、站都会有酸痛感，其实是有可能中招"骨盆异常前倾"。一般来说，骨盆前倾是骨盆的一种自然状态，很多人存在骨盆前倾。然而，骨盆异常前倾是指骨盆位置发生明显偏移，较正常解剖位置向前倾斜一定角度。骨盆前倾角度不大时，患者无明显表现。骨盆异常前倾时，骨盆位置不适应脊柱以及下肢形态，易引起腰椎前凸增大和膝过伸，严重的会引起腰椎滑脱、椎管狭窄等。

炎症性肠病患者可能经常面临肌肉和骨骼问题，包括骨密度减少、骨质疏松和骨折风险增加等。这些问题可能与免疫系统异常反应、慢性炎症和骨代谢的变化有关。因此，还需要进一步研究炎症性肠病与骨盆异常前倾的确切关系，同时还需要关注炎症性肠病患者是否存在骨代谢异常和相关的姿势问题，如骨盆异常前倾。

骨盆异常前倾可有多种原因，多与脊柱、骨盆或下肢结构功能异常有关，具体如脊柱侧弯、关节发育不良、脑瘫、下肢及骨盆骨折等，都有可能导致骨盆异常前倾的发生。

骨盆异常前倾有可能造成外形上的不美观。骨盆异常前倾的典型症状是髋部突出和小腹前凸，如果患者的腰臀比、体重指数和体重在正常范围内，下腹明显突出，会严重影响其形象。骨盆异常前倾将导致人体运动的力线出现问题，出现骨盆变形和其他代偿姿势问题。

　　另外,骨盆异常前倾会导致腰椎负荷增加,通常伴有多种症状,如腰酸、腰痛和腰肌劳损等;比较严重的情况还会导致颈部、肩部肌肉疼痛和无力,甚至影响日常工作和生活。那么如何纠正骨盆前倾呢?

　　骨盆异常前倾可以通过以下几种运动疗法矫正。

　　(1)腹直肌的训练——摸膝运动:患者取仰卧位,屈膝姿态,将双手置于大腿部,双腿并拢,双手缓慢沿大腿至膝关节处后再缓慢下落。患者取仰卧位,双腿屈膝屈髋,双手置于床面,再缓慢下落。每组保持 10～15 秒,每次做 5 组。

　　(2)臀部肌肉的训练——臀桥运动:患者取仰卧位,双脚踩床,双手放在身体两侧,发力将臀部抬起至大腿与上半身呈一条直线,每组保持 15～20 秒,每次做 3 组。

（3）腘绳肌的牵伸训练：患者取仰卧位，将弹力带固定在一只脚底，双手拉弹力带，在双手发力的同时直腿抬高，每组保持10～15秒，左右两侧每次各做3～5组。

（4）放松竖脊肌的训练——被动伸展：患者取双膝跪位，身体俯身尽量往前。每组保持30秒，每次做3组。

（5）放松髂腰肌的训练：一侧腿向前呈弓步，另一侧腿向后呈跪位，屈膝向前移动最大处，每组保持20～30秒，移动过程中保持骨盆中立位，左右两侧每次各做3～5组。

（6）股内肌群的放松：患者俯卧于训练垫上，大腿内侧放在泡沫轴上，使泡沫轴在大腿内侧来回滚动，每组来回滚动10～15秒，左右两侧每次各做3～5组。

（7）髂筋束的放松：患者取侧卧位，下侧腿伸直，让大腿外侧与泡沫轴接触，另一侧腿屈置于前方；一侧手肘撑地，另一侧手扶地。

身体在泡沫轴上前后滚动,全程保持大腿放松,下侧脚离地,每组来回滚动 10～15 秒,左右两侧每次各做 3～5 组。

除运动疗法外,还可使用物理疗法,比如冲击波、超声波、磁疗、激光疗法等,通过改善微循环、解除肌肉痉挛、消炎及阻断神经传导缓解疼痛等来缓解症状。

如果发现站立体态明显异常、走路走不了直线、经常腰痛等情况,需前往医院就诊,及时诊断、及时治疗,使临床症状得到彻底缓解,否则可能会继发腰椎间盘突出等严重后果。需要注意的是,骨盆异常前倾是否为疾病所致,是否具有临床意义,需要通过结合 X 线甚至 CT 及磁共振成像来判断是否有脊柱、骨盆、关节结构异常,具体要根据既往病史和患者症状来判断需要做哪些检查来明确诊断。

朱明明

贴士 11

炎症性肠病患者疫苗接种时的注意点

炎症性肠病为一种慢性肠道炎症性疾病,这虽不是免疫缺陷疾病,但会引起免疫紊乱以及各种并发症和合并症,导致患者易合并各种感染,并且治疗炎症性肠病的药物也会引起机体免疫状态改变,所以炎症性肠病患者可能比一般人更易感染病毒和细菌。而接种疫苗已被证明是阻止特定传染病传播的最有效的方法之一。

◇ **疫苗的分类和注射**

疫苗分为灭活疫苗和减毒活疫苗两大类。灭活疫苗又称死疫苗,是将细菌、病毒、立克次体、螺旋体等经过人工培养,再用物理或化学方法将其杀灭制成的,这类疫苗免疫效果持续时间短,需多次重复接种。减毒活疫苗又称活疫苗,是通过人工定向变异的方法,或从自然界筛选出毒力减弱或基本无毒的病原微生物制成的,可以激发人体产生持久性的免疫力。

根据欧洲克罗恩病和结肠炎组织指南,炎症性肠病患者接种疫苗可以保护其免受各种感染的侵害,防止疾病复发或加重。

1.活疫苗的注射

考虑到疫苗注射的有效性和安全性,建议炎症性肠病患者在开始免疫抑制药物治疗4周前接种疫苗。在免疫抑制状态下避免接种减毒活疫苗,并且在停止免疫抑制治疗至少3个月内应避免接种减毒活疫苗。但是不应为了接种减毒活疫苗而延迟治疗。对于克罗恩病患者,肠内营养可以用作免疫抑制药物之前的诱导治疗，以此来延长疫苗接种的时间窗口。

那什么是免疫抑制状态呢？满足下列条件之一的患者应考虑为免疫抑制状态：糖皮质激素、硫唑嘌呤、氨甲蝶呤、环孢菌素、他克莫司、抗肿瘤坏死因子药物、其他生物制剂治疗中或停药3个月内，以及严重的营养不良。

2. 灭活疫苗的注射

不受免疫抑制状态限制，但是疫苗的免疫原性可能会受影响，所以建议在疾病缓解期接种。

◇ **炎症性肠病患者的疫苗接种**

炎症性肠病患者的疫苗接种分为对炎症性肠病患者的特异性疫苗接种计划和常规疫苗接种计划。

1. 特异性疫苗接种计划

（1）灭活流感疫苗［三价（四价）或高剂

量〕,属于灭活疫苗。强烈建议所有接受免疫抑制治疗的患者在免疫治疗前及每年接种。

（2）带状疱疹重组疫苗,属于灭活疫苗。强烈建议所有年龄≥50岁的患者,或年龄<50岁但带状疱疹感染风险增加的患者,在免疫治疗前接种。

（3）带状疱疹减毒疫苗,属于减毒活疫苗。强烈建议仅在带状疱疹重组疫苗不可用且患者免疫功能正常时才使用。

（4）甲肝疫苗,属于灭活疫苗。建议接种甲肝疫苗。

（5）人乳头瘤病毒疫苗,属于灭活疫苗。炎症性肠病患者更易感染人乳头瘤病毒,这种病毒可以导致宫颈癌和其他癌症,故对于未接种 HPV 疫苗的男女患者,均建议接种。

（6）乙肝疫苗,属于灭活疫苗。根据血清保护水平,可能需要加强针,应定期检查抗体滴度。强烈建议在免疫治疗前接种,以避免乙肝病毒感染。

2.常规的疫苗接种计划

(1)破伤风、白喉、百日咳(百白破)疫苗，属于灭活疫苗。如果以前种过疫苗，根据国家指南，10年后可以加强接种一次百白破疫苗。

(2)脑膜炎球菌疫苗，属于灭活疫苗。对于侵袭性脑膜炎球菌高风险患者，建议接种。

(3)水痘疫苗，属于减毒活疫苗。仅适用于无水痘或带状疱疹病史、既往无免疫接种且水痘带状疱疹血清学阴性的患者。

(4)新型冠状病毒疫苗(以下简称新冠疫苗)。建议炎症性肠病患者接种新冠疫苗，并且应尽早接种；炎症性肠病患者不应因为正在接受免疫抑制治疗而推迟接种新冠疫苗；但如果炎症性肠病患者正在使用激素进行治疗，可能会降低疫苗的有效性。

总的来说，疫苗接种不可轻视，它可以保

护我们免受病菌的侵袭,是预防和控制传染病最有效、最经济的方法之一。广大的炎症性肠病病友们应遵循常规的疫苗接种计划,包括对特定年龄的接种疫苗,预防感染可能带来的严重并发症。但建议在接种疫苗之前先咨询医生,以确保所接种的疫苗是适合的。

朱明明

贴士 12

糖尿病足如何治疗和康复？

　　糖尿病足是由糖尿病导致的慢性高血糖状态造成的足部严重并发症，是与其他外伤等因素无关的足部组织破坏。尤其要注意的是，糖尿病足是高糖导致神经、血管损害致足渐进损害的一系列足部临床表现的总称，并不一定是有伤口或者坏疽以后才能称作糖尿病足。糖尿病足的症状和体征因病程和病变严重程度的不同而不同。轻者只出现脚部微痛、皮肤表面溃疡；中度者可以出现较深的穿透性溃疡合并软组织炎；严重者在溃疡的同时合并软组织脓肿、骨组织病变，脚趾、脚跟或前脚背局限性坏疽，甚者全脚坏疽，并可能导致截肢。

根据最新流行病学调查,我国成年人糖尿病的患病率为 11.6%,而糖尿病足是糖尿病患者最严重的并发症之一,具有很高的致残率和致死率。在我国,糖尿病足的年截肢率达 5.1%,更严重的是糖尿病足溃疡患者的年死亡率高达 14.4%。因此,了解糖尿病足的治疗和康复的相关知识,对于提高患者的生活质量有重要意义。

研究发现,炎症性肠病患者发生 2 型糖尿病的风险增加 50%。在健康人体内,葡萄糖的体内稳态受肠道调节,回肠末端细胞群分泌的肠促胰岛素激素样肽 1(GLP-1)能促进胰岛细胞分泌胰岛素,但这种作用在 2 型糖尿病患者中被减弱。因此,病变最常累及回肠末段的克罗恩病患者及溃疡性结肠炎患者发生 2 型糖尿病的风险可能升高。被诊断为炎症性肠病后的第一年,发生 2 型糖尿病的风险最高；而在诊断后 20 年或更长时间内，发生糖尿病的风险依然较高。

另外，炎症性肠病治疗过程中长期使用激素、免疫抑制剂或生物制剂，可能是 2 型糖尿病的另一个潜在危险因素。不论是普通人群还是炎症性肠病患者，长期使用激素后发生 2 型糖尿病的风险均会增加。然而，将使用激素治疗的炎症性肠病患者与普通个体进行比较，炎症性肠病患者的 2 型糖尿病风险显著增加。另外，肠道菌群失调和炎症对糖尿病的形成也有诸多影响，通常被认为是导致糖尿病的相关机制之一。

◇ 糖尿病足的治疗

尽管糖尿病足是糖尿病的并发症中相对严重的一种，但这类疾病的幸运之处在于它易被识别。尽早识别糖尿病足，在发病早期就加以干预，积极采取对策，可以最大限度地降低糖尿病足所引起的截肢风险。

因此，一旦发现糖尿病足，一定要及时就医，积极配合医生控制血糖水平，并进行足部保护和定期检查，必要时需要药物或手术治疗，避免病情恶化而影响生活。临床上，糖尿病足的治疗方式包括以下几个方面。

首先，糖尿病足患者应积极控制血糖，平衡膳食，坚持少食多餐，多饮水，限制饮酒，注意足部皮肤的护理，尽量穿合脚的鞋袜，避免足部烫伤、外伤等损伤，有助于病情好转。

其次，使用药物改善循环、神经系统的功能，降低水肿的程度。患者可以在医生的指导下使用依帕司他片、甲钴胺胶囊、阿司匹林片等药物缓解症状。

再次，抗感染和局部治疗。创面感染往往与足部溃疡同时出现，治疗感染也可以在一定程度上缓解溃疡症状，分离鉴定感染菌并进行相应的抗菌药物治疗。溃疡创面局部治疗的关键在于清除坏死组织,促进伤口愈合,避免创面感染;对已经出现感染的部位进行彻底清创。

最后,在糖尿病足患者病情严重的情况下,可以通过膝以下动脉血管成形术、血管旁路移植术、清创术、截肢术等进行治疗,改善糖尿病足的症状。

以上这些过程需要在有经验的医生的指导、监督下进行,患者和家属不可自作主张,更不应该听信偏方,以免延误病情。

◇ 糖尿病足的预防

对于具有炎症性肠病伴随糖尿病高风险的患者来说,以下方式可以最大限度地预防糖尿病足的发生,包括自我检查足部、检查鞋内异物、每天用温和的肥皂水洗脚、预防外伤、做腿部运动等,这些对改进下肢血液循环均有益。当然,最重要的还是积极控制血糖,并戒烟。足溃疡危险性变化及足溃疡的发生和发展,均与血糖水平密切相关,血糖值是检验干预有效与否的最敏感指标。因此,足溃疡的预防应该从控制血糖开始。同时,积极配合医生控制肠道炎症,对预防糖尿病足也有正向作用。

朱明明

贴士 13

炎症性肠病患者也要预防代谢综合征

代谢综合征是指人体的蛋白质、脂肪、碳水化合物等物质发生代谢紊乱的病理状态，是一组复杂的代谢紊乱症候群。代谢综合征包括高血糖、高血压、腹型肥胖、血脂紊乱、高尿酸等。这些代谢紊乱会增加心脑血管疾病以及 2 型糖尿病的发生风险。在全球范围内，代谢综合征的患病率逐年增加；在西方国家，预计有 1/5 的成人患有代谢综合征；而在我国，60 岁以上人群代谢综合征的患病率高达 58.1%，成为危害中老年人群健康的一大"杀手"。

◇ **导致代谢综合征发生的原因有哪些呢?**

目前,代谢综合征的发病机制尚不完全明确,临床上普遍认为代谢综合征是在基因和环境因素共同作用下发生的,胰岛素抵抗是其发病的基础;肥胖尤其中心性肥胖是代谢综合征的主要组成部分,也是其始动因素,它能诱导机体出现胰岛素抵抗,继而出现糖脂代谢异常、高血压等。

代谢综合征的危险因素集中体现在运动少、体重增加、吸烟和被动吸烟增加、工作压力大、性格急躁、饮食习惯不好(喜食口味咸、富含碳水化合物和高脂的食物,摄入蔬菜量相对较少)、有高血压和糖尿病家族史等。

◇ **"三高"要多高才被称作代谢综合征?**

我国关于代谢综合征的诊断标准是具备以下至少 3 项:①腹型肥胖(即中心型肥胖):腰围男性≥90cm,女性≥85cm;②高血糖:空腹血糖≥6.1mmol/L 或糖负荷后 2 小时血糖≥7.8mmol/L 和（或）已确诊为糖尿病并在治疗者；③高血压：血压≥130/85mmHg（1mmHg＝0.133kPa）和（或）已确认为高血压并在治疗者；④空腹 TG≥1.70mmol/L；⑤空腹 HDL-C＜1.04mmol/L。

◇ 代谢综合征与炎症性肠病有关系吗？

代谢综合征是炎症性肠病的常见共患病。慢性炎症可能导致胰岛功能减退，进而导致血糖水平升高。此外，慢性炎症还可能导致脂肪代谢异常，使血脂水平增高。同时，炎症性肠病患者中常见的营养吸收障碍和胃肠道功能异常可能导致肥胖等情况。随着年龄的增长（＞45 岁），代谢综合征在炎症性肠病患者中的发生率也不断增加，代谢综合征在克罗恩病患者中的发生率为 4%，甚至可以增加克罗恩病患者的住院次数，与患者预后不良有关。另有研究显示,溃疡性结肠炎患者的代谢综合征发生率高于克罗恩病患者。

　　尽管炎症性肠病患者高血压和高胆固醇血症的患病率较低,但近期研究显示,炎症性肠病患者的心血管疾病发生风险比一般人群高出约 20%,并且与疾病活动性相关。最近的研究表明,成人和儿童炎症性肠病患者的肥胖率都在不断上升,约 15%～40%炎症性肠病患者表现为肥胖,肥胖与克罗恩病的患病风险增高有关。

◇ **代谢综合征如何防治?**

　　由于代谢综合征中的每一种成分都是心血管疾病的危险因素,因此炎症性肠病患者应该注意减少代谢综合征的发生,可以通过生活方式干预(如调控饮食、增肌减脂、控制体重、增加体育锻炼)和药物控制及治疗,包括调节胰岛功能、降血压、降血脂及降血糖等多个方面,来防治代谢综合征。炎症性肠病患者需要积极配合消化科医生的治疗,实现疾病持续缓解,而针对代谢综合征的具体用药建议咨询内分泌专科医生,以求对症治疗。

朱明明

贴士 14

炎症性肠病患者胆结石的预防

胆结石是指胆囊内由胆汁化合物组成的结石，是消化道常见疾病之一。很多人认为"结石尚小，不足为患"，因此结石常被忽视。但是这个小小的结石可以闯出大祸，甚至让人"痛不欲生"，严重影响患者的生活质量。

胆结石分为三种——胆固醇性结石、胆色素性结石和混合性结石，其中胆固醇性结石占比超过 80％。胆结石形成的原因包括胆汁胆固醇分泌过多，胆盐浓度比较低不足以溶解胆固醇，餐后胆囊清空异常使得已经饱和的胆汁在胆囊内停留时间过长等。胆囊里这些结石可大可小，可能只有一个，也可能有很多个,甚至可能像泥沙一样"一抓一大把"。胆结石的危险因素有很多,主要包括年龄增长、肥胖、饮食不规律、家族史、快速减肥和肝脏疾病等。其多发生于女性群体。

大多数胆结石患者无症状,仅在体检时被发现,称为静止性胆结石。10%～25%的患者会出现胆结石症状。胆囊内如果有小结石,就容易卡在胆囊管或经胆囊管掉进胆总管:卡在胆囊管内,胆汁无法排出,可引起急性胆囊炎;掉进胆总管内,由于胆总管的出口非常狭窄,掉进的小结石很容易堵住胆总管而引起胆管炎、胰腺炎。胆管炎和胰腺炎都是非常严重的并发症,处理不及时可危及生命。另外,结石对胆囊黏膜的慢性刺激还可能导致胆囊癌的发生,有报告称此种胆囊癌的发生率有1%～2%。胆石症的主要临床表现如下。

胆绞痛:多在饱餐、进食油腻食物后或睡

眠中体位改变时发生,疼痛位于右上腹或中上腹部,呈阵发性;或者持续疼痛阵发性加剧,可向右肩胛部和背部放射,可伴恶心、呕吐。出现首次胆绞痛后,约 70% 的患者一年内会复发。

右上腹隐痛:多数患者仅在进食过量、摄入高脂食物、工作紧张或休息欠佳时感到中上腹部或右上腹隐痛。

胃肠道症状:胆结石急性发作时除腹痛外,还伴有恶心、呕吐等症状,急性发作后常伴有厌油腻、腹胀、嗳气、呃逆等,易被误诊为"胃病"。

黄疸:部分患者在疼痛后会出现黄疸、小便发黄,这是由胆道梗阻导致的。

◇ **炎症性肠病患者会不会更易患胆结石?**

胆系疾病是炎症性肠病患者的肠外表现之一,主要包括原发性硬化性胆管炎(PSC)、IgG_4 相关性硬化性胆管炎(IgG_4-SC)、原发性胆汁性胆管炎（PBC）和胆石症等。

据报道，约20％的克罗恩病患者会发生胆结石，要比一般人群患病率高一倍。而溃疡性结肠炎患者胆石症的患病率为5％～10％，与一般人群患病率相近，且仅有胆结石的发病风险增高。病变累及回肠、既往有回肠切除手术史和长病程是炎症性肠病患者并发胆结石最常见的危险因素。目前，炎症性肠病患者易合并胆石症的机制不是很明确，可能与以下机制有关：病变累及回肠或回肠切除后胆汁酸肝肠循环失衡，胆汁酸吸收减少或丢失过多，导致胆汁中的胆固醇过饱和，从而促发胆石形成。另外，炎症性肠病患者胃肠肽类激素（如血浆胃泌素和胆囊收缩素等）水平发生改变，使得胆囊排空能力明显降低，也会导致胆结石的发生。

◇ **我们该如何预防胆结石？**

针对胆结石，重点还是要治"未病"，预防

胆结石的发生。但胆结石形成的原因相当复杂，既有遗传因素，又有环境因素，前者较难改变，而后者则可以调整。一方面，需要养成健康的生活和饮食习惯；另一方面，规律运动以及保持正常的体重。

健康饮食：按时按量进食，避免暴饮暴食，忌食油腻食物，多食用高纤维食物，补充维生素 C。目前增加和降低胆结石发生风险的食物或因素可归纳如下。

增加发生风险的 食物或因素	降低发生风险的 食物或因素
甜食	橄榄油
果糖饮料	欧米伽 3 脂肪酸
缺少膳食纤维	咖啡
高脂肪食物	水果
快餐食品	蔬菜
缺少维生素 C	补充维生素 C

生活习惯:调整紧张的生活节奏,放松身心,减轻心理压力,缓解焦虑,减少熬夜。

体育锻炼:研究发现,规律的体育运动能够使胆结石的发生风险下降 30% 以上,建议久坐的工作人群每天运动 30~60 分钟。

高危人群的预防:除采取生活干预外,经专科医师评估与允许,必要情况下可以使用药物来干预。维生素 C 可能降低胆结石的发生风险;熊脱氧胆酸可以帮助胆汁排出、减少胆汁淤积,可能有助于治疗某些胆结石。对于高危人群,建议每年进行一次胆囊超声检查。胆囊超声检查对胆结石的存在非常敏感,且费用低、效果好,是胆结石的一线筛查手段。

大部分胆结石患者不会出现症状,当无疼痛或恶化时,胆结石不需要进一步治疗。但一旦恶化,就需要通过手术切除胆囊来治疗。目前,腹腔镜胆囊切除术已成为治疗胆结石的首选手术方式。需要注意的是,胆囊切除手术后短期内需低脂饮食、少食多餐;胆总管一般会在 1～2 个月后代偿性扩张,起到代偿胆囊的作用,此时可基本恢复正常饮食。

　　鉴于炎症性肠病合并胆石症并不少见,患者应该予以重视,早期发现胆石症及其他肠外表现,要深入地评估和认识病情。对于有症状的胆结石患者,首选胆囊切除术治疗;对于无症状的患者,不建议预防性行胆囊切除术。肝内胆管结石患者若无其他肝脏疾病,无症状的,只需定期随访;有症状的,应采取多学科综合治疗策略予以治疗。

朱明明

贴士 **15**

养宠物注意寄生虫

　　近年来,随着人们生活水平的不断提高,家养猫、狗的队伍逐年扩大。宠物热导致的人体寄生虫病尤其弓形虫感染,越来越被人们所关注。虫体寄生在人体各器官组织内,可引发各种疾病,尤其弓形虫会对人体健康特别是优生优育造成很大危害。那么弓形虫病到底是什么? 我们又该如何预防呢?

　　弓形虫是一种寄生虫,它可以寄生在人体细胞内,随着血液流动到达全身各个部位,损伤大脑、心脏、眼底,导致人体免疫力低下,从而引发各种疾病。其主要传染源是猫及猫科动物,被感染的猫科动物所排出的粪便中通常含有卵囊,这些卵囊具有感染力。狗也可能传播弓形虫,但是其粪便和排泄物都没有传染性。弓形虫感染的最主要途径通常是"吃",比如食用或使用了含有弓形虫包囊的食物、餐具以及饮用水,或者猫粪中排出的卵囊污染了手或食物,或者苍蝇等昆虫把卵囊带到人们的食物上,都会造成感染。

感染弓形虫后,绝大多数人和动物可无任何症状或症状很轻。但随着弓形虫进入淋巴和血液循环,被带到全身各器官,在脑、肌肉等内形成包囊,包囊发展到一定程度就可能出现发热、淋巴结肿大、头痛、肌肉关节痛和腹痛等;几天或数周后,随着人体免疫力提高,症状逐渐消失。但是有严重免疫缺陷者,如艾滋病、器官移植、恶性肿瘤患者,弓形虫感染就很严重,常有显著的全身症状。此外,孕妇感染后,可经宫内传播使胎儿感染。孕早期感染可导致流产、畸胎、死胎,以及胎儿的神经系统发育不良、脑积水、致盲、迟发性精神发育异常等严重后果。

一些研究发现，寄生虫感染可以抑制免疫系统的过度反应，减轻炎症和组织损伤。临床上也有部分炎症性肠病患者在感染寄生虫后有疾病症状减轻的现象。然而，目前关于使用寄生虫或者寄生虫卵治疗炎症性肠病的效果还存在争议。有些研究表明，在某些情况下，寄生虫治疗可能改善炎症性肠病患者的症状和炎症程度。但其他研究则显示，寄生虫感染可能导致一些潜在的并发症和风险。因此，关于寄生虫感染对炎症性肠病的影响还需要更多的研究，目前不推荐使用寄生虫治疗炎症性肠病。

那么，在日常生活中如何预防弓形虫感染？

建议饮食方面尽量进食煮熟、加工后的肉类；避免接触肉类黏膜，搬运生肉后要洗手,彻底清洁炊具;水果和蔬菜在食用前应清洗干净;避免食物被苍蝇、蟑螂或其他昆虫污染;避免接触被猫粪污染过的东西(如泥土、水果、蔬菜等);园艺工作应戴手套或工作后彻底清洗双手等。

猫弓形虫可以通过猫粪传播。因此,日常生活中人们要注意猫粪的清理,选择合适的猫砂,保持干净清洁。换完猫砂必须洗手,换掉的猫砂要密封以后丢弃到指定位置。另外,猫弓形虫还可以通过猫的血液进行传播,所以如果不小心沾到猫的血液,建议寻求医生或者兽医的指导和帮助。

此外,需要特别注意饮食卫生,肉类烹调时,内部温度必须在 60℃ 以上;处理肉类的案板,生熟要分开。蔬菜和水果食用前要认真清洗。要避免饮用未经处理的水。

弓形虫感染无法治愈,只能加强预防,才能避免侵袭。

　　总的来说，弓形虫感染的最主要途径是"吃"，也就是说，注意卫生，尤其是饮食卫生，能够很好地预防弓形虫病。

朱明明

出现疝气怎么办？

疝气是指人体内某个脏器或组织离开其正常解剖位置，通过先天或后天形成的薄弱点、缺损或孔隙进入另一部位的疾病。该疾病在脑部、胸部、腹部均可发生，其中以腹壁疝的发病率最高，以腹股沟疝最为常见。

腹壁疝多是指由咳嗽、打喷嚏、腹部肥胖、用力排便、妊娠、小儿过度啼哭、老年腹壁强度退行性变等因素引起腹内压力增高，或与腹壁组织结构薄弱联合作用，迫使腹腔内的游离脏器通过薄弱、缺损区域或自然空隙进入另一部位的疾病。疝内容物多为小肠、大网膜、膀胱、卵巢等。根据疝内容物是否突出体表,腹壁疝可分为腹内疝与腹外疝两种,临床上以腹外疝较为常见。

　　疝气首先影响患者的消化系统,从而出现下腹部坠胀、腹胀、腹痛、便秘、营养吸收功能差、易疲劳和体质下降等症状。又由于腹股沟部与泌尿生殖系统相邻,所以老年患者易出现尿频、尿急、夜尿增多等膀胱症状,或男性患者出现前列腺疾病;男童可因疝气的挤压而影响睾丸的正常发育;而中青年患者则易发生性功能障碍。疝囊内的肠管或网膜易受到挤压或碰撞引起炎性肿胀,造成疝气回纳困难,导致疝气嵌顿,以及肠梗阻、肠坏死、腹部剧痛等危险情况。

　　炎症性肠病患者,尤其是克罗恩病患者可能经历肠道炎症、营养不良、腹部手术等情况,这些因素可能增加腹壁的弱点和腹腔内压力的变化,进而增加疝气的发生风险。此外,长期使用免疫抑制剂等药物治疗炎症性

肠病的患者,也可能因药物的副作用而增加
疝气的发生风险。建议炎症性肠病诊断明确
的患者积极治疗,定期评估,防止肠道狭窄、
穿孔等严重并发症的发生。而术后易出现的
是切口疝。

疝气通常需要手术干预,因为疝气无法
自愈。手术的目的是将脏器或组织重新放回
原位,并修复腹壁的缺陷或弱点,以防止再次
突出。具体的治疗方法需根据疝气类型、症
状的严重程度以及个体特点确定。常见的疝
气治疗方法如下。

◇ **非手术治疗**

对于无症状或疝块极小的患者,可密切
观察。1岁以下患儿可暂不手术,因为疝气
有自行消失的可能。对于年老、身体非常瘦
弱或伴有严重合并疾病,如临床上不可控制
的恶性高血压、糖尿病、恶性肿瘤的患者,可

采用疝气带压住疝囊,阻止疝气造成的肿块突出。但长期使用疝气带会增加嵌顿的发生,并有导致疝囊与疝内容物发生粘连的可能,若有这些迹象,建议及时手术。

◇ 手术治疗

手术是治疗疝气最常用的方式。在手术过程中,医生会将脏器或组织放回腹腔,并修复腹壁的缺陷。现阶段更多使用人工网片或者补片来加固腹壁。

无论采取何种治疗方式,都应与医生充分讨论和综合评估后再做出决策。治疗方案应根据疝气的类型、症状的严重程度、患者的整体健康状况和个人偏好来确定。及早治疗能够减低并发症的发生风险,并改善生活质量。

朱明明

贴士 17

高血压患者降胆固醇治疗的意义

近年来,随着人们生活方式和饮食结构发生改变,我国患高血压的人数不断攀升。据统计,我国高血压患病人数已接近 3 亿;在 60 岁以上的老年人中,高血压的患病率高达 59%。

导致我国心血管疾病患病率逐年升高的原因中,除人口老龄化外,心血管疾病防控不佳也是一个重要的因素。而血脂异常就是其中一个重要的因素。事实上,高血压与高血脂常同时存在。研究显示,我国门诊高血压患者中,81% 合并血脂异常;接受调脂治疗的血脂异常患者中,约 66% 合并高血压;门诊血脂异常患者中,约 52% 合并高血压。高血压和高血脂同时存在的危险性远远大于单纯一项指标升高,发生心脑血管疾病的风险也会大大增加。因此,高血压患者控制血脂刻不容缓。

高血压与胆固醇异常是临床最常见且可干预治疗的动脉粥样硬化的两个危险因素。高血脂可谓是高血压患者动脉硬化的"加速器"。同时患有高血压和高胆固醇的人发生心血管疾病的发生风险可增加 3~4 倍,心血管疾病病死率明显增加。动脉粥样硬化主要指胆固醇在动脉内皮上沉积,然后发生一系列复杂的反应,形成黄色粥样斑块,导致动脉壁增厚变硬、血管狭窄和血供不足。在多个危险因素的共同作用下,动脉粥样硬化被启动,如果血压升高,可能导致血流剪切力增大、血管内皮受损、炎症介质释放增加等,造成动脉粥样硬化的发生和发展,最终导致冠心病、脑梗死、外周血管疾病的发生。因此，高血压患者在控制血压的同时，要充分认识降胆固醇治疗对心血管疾病尤其是动脉粥样硬化的一级预防的重要意义。综合控制心血管疾病危险因素是未来减少心血管疾病事件发生的根本。

由于胆固醇水平升高与心血管疾病的发展有关，所以炎症性肠病患者应该密切关注胆固醇水平，并注意控制胆固醇水平。研究显示，炎症性肠病患者的免疫系统处于持续活跃状态，免疫细胞的活动可能促使胆固醇合成和释放，导致血液中胆固醇浓度升高。此外，在炎症性肠病治疗过程中使用糖皮质激素，还可能增加胆固醇合成并导致血液中胆固醇水平升高。因此，炎症性肠病患者应该密切关注胆固醇水平，并采取合理的饮食和健康的生活方式来维持正常的胆固醇水平。主要措施包括以下几个方面。

◇ **饮食方面**

少食胆固醇含量高的食物,如油炸食物、蛋黄、红烧肉、动物内脏等。此外,要少食高脂食物(如奶油)和甜食,养成低盐饮食的习惯。平时需要注意多食用水果、蔬菜及其他富含纤维素的食物。鱼含有大量不饱和脂肪酸,有降低胆固醇的功效,可以食用。烹饪食物时尽量选择蒸煮,少选煎炸炒的方式。

◇ **生活习惯方面**

每天坚持锻炼 30～60 分钟,戒烟、戒酒,降低体重,避免肥胖,保证充足的休息时间。养成规律的生活习惯有助于降低血液中的胆固醇水平。

◇ **药物治疗**

对于高、极高风险的患者,在生活方式干预治疗的基础上,应立即给予降胆固醇药物治疗。他汀类药物是降胆固醇治疗的首选——

线药物。应根据患者个体特点和胆固醇水平估算达标可能需要的剂量,选择适合的低、中强度他汀类药物,同时兼顾患者耐受性和经济条件,选择高性价比的他汀类药物。能够耐受他汀类药物的患者应在医生指导下长期坚持用药,不应随意减量和停药。需要注意的是,他汀类药物会引起肌病和肝酶升高,服用他汀类药物的患者需要定期检查肝功能和肌酸激酶指标。

◇ 高血压患者降低胆固醇的要求

根据专家共识,针对高血压患者降低胆固醇的治疗,需要参考危险分层并制定相应的目标值,为预防心血管疾病提供参考。同时,对于糖尿病患者或有其他危险因素者,需要更加积极地控制胆固醇水平。

总而言之,遵循医嘱,健康生活,综合控制心血管疾病危险因素是减少高血压并发心血管疾病事件发生的根本所在。炎症性肠病患者如果合并高血压,则更应在积极治疗基础疾病的基础上,积极降血压及降血脂治疗。

朱明明

贴士 18
肥胖会引发的健康问题

随着社会经济的发展和生活水平的提高，人们的饮食习惯和作息都发生了很大的改变，在生活条件改善的同时，肥胖也成为令人烦恼的一个健康问题。但很多人对肥胖的认识还只停留在身体形态变化上。事实上，肥胖早已成为世界卫生组织确定的十大慢性疾病之一，同时也是目前全球范围内最严重的公共卫生问题之一，它正影响不同年龄层、不同地域人们的身心健康。

一项关于炎症性肠病患者的研究显示，15%～40%的炎症性肠病成年患者肥胖，另外有20%～40%的炎症性肠病成年患者超重;在炎症性肠病小儿患者中也观察到类似的趋势。炎症性肠病患者在发病初期可能出现体重减轻和营养不良的情况,这是由肠道炎症所致的食物吸收不良和食欲减退导致的。然而,在炎症缓解之后,有些炎症性肠病患者可能出现体重增加和肥胖的情况。这是由于炎症性肠病患者在治疗过程中长期使用糖皮质激素等药物治疗导致的;另外,当炎症性肠病得到控制和缓解时,消化吸收功能改善,食欲增加,也可能导致热量的摄入超过消耗,从而导致体重增加和肥胖。肥胖除在确诊的炎症性肠病患者中有较高的流行率外,有研究发现发病前肥胖也与克罗恩病发生及疾病进展的风险有关,但与溃疡性结肠炎的发生风险无关。

◇ **肥胖究竟会导致哪些健康问题?**

首先,肥胖会导致一系列代谢并发症,例

如糖尿病。肥胖后由于内脏脂肪堆积,体内器官对胰岛素的敏感性下降,机体为了代偿会分泌更多胰岛素来降低血糖,长此以往,一旦失去代偿功能,便会导致血糖升高,发展成为糖尿病。

而在心脑血管疾病方面,肥胖人群高血压的患病率是非肥胖人群的 2 倍。长期高血压可引发冠心病、脑卒中、肾功能衰竭等严重并发症,并威胁生命安全。而高血压治疗需要长期服药,并密切监测血压变化。

此外,肥胖还可能导致高脂血症。肥胖人群往往喜欢摄入高脂肪、高热量的食物,这导致血液中的脂质物质含量比正常人高许多,长此以往,易导致血脂水平快速上升,诱发高脂血症。

肥胖导致的另一个健康问题是睡眠呼吸暂停综合征,这也是常被忽视的问题。肥胖者颈部脂肪沉积,压迫上呼吸道口径,加之胸腹部脂肪过多,引起呼吸负荷增加,睡眠时会出现呼吸暂停和憋醒的症状,不仅影响睡眠质量,而且可累及心血管系统,甚至引起猝死。

近年来,大量研究更是证明肥胖与肿瘤的发生、发展也存在关系。许多流行病学数据提示,肥胖与胃癌、胰腺癌、肝癌、结直肠癌、肾癌、食管癌等恶性肿瘤都存在关联性。当然,肥胖导致肿瘤发生的机制还需要更深入的研究。

◇ 肥胖会给炎症性肠病患者带来怎样的另类负担?

研究发现,在肥胖的炎症性肠病患者,穿透性并发症的发生率较低,但狭窄和肛周并发症的发生率与体重指数正常的炎症性肠病成年患者无差异。然而,肥胖患者更有可能出现持续的症状和更严重的焦虑、抑郁、疲劳、疼痛,以及与炎症性肠病相关的生活质量问题。肥胖患者血清 C 反应蛋白水平升高的频率较高,炎症负担和住院费用更高。除全身型肥胖外,中心型和(或)内脏型肥胖的炎症性肠病患者穿透或狭窄并发症、住院和手术切除后复发的风险也会增加。

药代动力学的改变和肥胖介导的慢性炎症,会导致药物半衰期缩短和谷浓度降低,肥胖的炎症性肠病患者对生物制剂的应答通常也较差,诱导缓解的难度更大。一项抗肿瘤坏死因子抗体治疗克罗恩病的研究发现,体重指数每增加 $1kg/m^2$,治疗失败的概率增加 6.5%。另外,肥胖使得炎症性肠病患者疾病复发的风险增加,住院的负担增高,并发症的发生率也较高。而肥胖的炎症性肠病患者手术治疗及术后恢复也更具有挑战性。

◇ 肥胖的炎症性肠病患者应如何自我管理？

肥胖的炎症性肠病患者更应该重视肥胖带来的系列问题，加强自我管理，积极锻炼，调整饮食结构。

对于使用基于体重和固定剂量的生物制剂或其他药物治疗的炎症性肠病患者，应及时检测药物的谷浓度，根据体重调整药物的剂量。

肥胖的炎症性肠病患者需要积极地通过饮食调整等生活方式干预减重。治疗肥胖可以改善炎症性肠病患者的预后。当饮食减重干预的效果有限时，药物减重治疗可能是一种有吸引力的选择，具体可咨询内分泌科医生。另外，不推荐将有创伤性的内镜下减容术应用于炎症性肠病肥胖人群。

总之，肥胖引起的一系列健康问题都不容小觑，炎症性肠病患者更应该予以高度重

视。这需要患者和医生双方共同努力,积极
锻炼,调整饮食结构,以维持身体健康。

朱明明

贴士 **19**

耳石症的预防和治疗

虽然炎症性肠病和耳石症都是慢性疾病，并且都可能对生活质量造成严重影响，但它们是两种不同的疾病，没有直接的关联。部分炎症性肠病患者有耳石症，其实与炎症性肠病本身没有绝对的关系。

耳石并不是耳屎，是脊椎动物的内耳或无脊椎动物的听泡中的一种石灰质结石，非常微小，要在显微镜下才能看见。正常情况下，耳石附着于耳石膜上，维系着人体的平衡。人们能感知乘坐电梯时是往上还是往下，乘坐汽车时是往前还是往后，都是依靠耳石，所以耳石又被称为位觉砂。

耳石症又称良性阵发性位置性眩晕,是指头部迅速运动至某一特定头位时出现的短暂阵发性发作的眩晕和眼震。当一些致病因素导致耳石脱离进入半规管的管腔内时,这些脱落的耳石就会在内耳内的内淋巴液中游动。当人体头位发生变化时,沉伏的耳石就会随着液体的流动而移动,从而刺激半规管毛细胞,向大脑传递神经冲动,导致机体发生强烈性眩晕。

◇ **耳石症的表现和发病特点有哪些?**

耳石症的主要表现是头位变化时出现强烈的旋转性眩晕,主要在晨起、躺下、翻身时发作,发病前无任何先兆。典型的表现为眩晕,有明显的旋转感,患者视物旋转或闭目有自身旋转感,一般在头位变化 1～4 秒后才出现,时间短暂,几秒或几十秒,很少超过1 分钟。

目前除外伤或者其他耳科疾病（比如梅尼埃病、前庭神经炎等）会导致耳石症以外，大部分耳石症的病因并不明确。那么，哪些因素会导致耳石症发生呢？

生活作息不规律。工作压力大、情绪不良、吸烟饮酒、经常熬夜、长时间低头看手机，及内耳的小动脉发生痉挛、缺血等情况，可导致耳石症发生。

耳石症的发生也与年龄有关，这是因为人越年轻，耳石粘得越结实；随着年龄增长，内耳局部结构发生老化或退化，耳石的黏性变差，易从原来的位置上脱落，像饼上的芝麻掉下来一样，就发生耳石症。这种耳石症占70%左右。

◇ 耳石症的危害有哪些？

耳石症会带来眩晕、眼震等不适，起床、躺下、床上翻身、低头、抬头、快速转头等动作都可诱发眩晕,影响正常生活,甚至导致性欲减退,生活质量降低。

此外,耳石症还可引起不良情绪。耳石症易复发,即使将耳石成功复位,复发率也有1%,易导致焦虑、抑郁、狂躁等。

耳石症发作时甚至可引起意外伤害。如在驾驶汽车,或在海边、江河中游泳,或进行高空作业时,如果出现眩晕等症状,就可能发生意外伤害。

◇ 如何判定自己是否发生了耳石症呢?

耳石症的发作有以下特点:当头位发生变化时,突然出现短暂的眩晕,但通常不超过1分钟。眩晕时多感觉天旋地转,可伴有眼球震颤、恶心、呕吐等症状,但不会伴有耳鸣、耳闷和听力下降等症状。在保持头位不变后,不适的症状会很快消失;但是再次变换头位,不适的症状会再次出现。每次发作后,身体通常无任何不适,偶有头晕、头痛和轻度不平衡感。如果出现这种具有特征性的症状,往往提示我们可能患有耳石症,当这样的症状影响正常生活时,请及时就医。

◇ **如何预防耳石症?**

一切导致耳石脱落的致病因素都可能导致耳石症,需针对这些致病因素和危险因素来预防耳石症的发作。相应的预防措施主要有:积极治疗原发疾病,如中耳炎、突发性聋、高血压、糖尿病等;避免头部外伤或头部剧烈运动,如拳击、坐过山车等;避免熬夜,规律作息;均衡饮食,少吸烟,少饮酒,少低头玩手机。

◇ **如何复位"逃跑的石头"?**

耳石症不需要开刀,也不需要用药,更不用担心会变聋。通过几个转头翻身的动作就能治愈,该治疗方法被称为耳石症的手法复位。耳石复位治疗可将脱落的耳石颗粒迅速复位，90％以上的患者通过简单的耳石复位即可快速缓解眩晕症状。

当然针对受累及的半规管不同，选用的复位手法也不同。建议至正规医院请有经验的医护人员进行治疗。另外，在复位治疗后，对部分患者可以给予适当的药物治疗来缓解耳石复位后残余的头晕症状。

耳石症目前很常见，但还是有很多人对于耳石症不了解。如果出现上文中提到的特征性症状并且影响正常生活，请及时就医。另外，在生活中也要注意预防耳石症。

朱明明

贴士20

如何预防乳腺癌？

乳腺癌是我国女性的"头号杀手"。根据国家癌症中心 2019 年发布的全国癌症报告，乳腺癌依然是我国发病率最高的女性恶性肿瘤。在我国，45～54 岁为乳腺癌的发病高峰年龄。早期乳腺癌可以临床治愈，而晚期乳腺癌的治疗困难重重。因此，乳腺癌防治力求早发现、早诊断、早治疗。

针对乳腺癌的有关研究发现了乳腺癌几项明确的危险因素，如年龄增加、体重和体脂过高、内源性雌激素水平过高等。因此，在日常生活中要减少这些危险因素的影响，推荐健康饮食、规律作息、保持心情舒畅、减少雌激素类食物或药物的摄入等。

肥胖是乳腺癌的重要诱因之一,避免过度肥胖能够在一定程度上减少乳腺癌的发生。因此,在饮食上除选择食物种类外,还需要关注所进食食物的总量和加工方法。除控制饮食总量外,还要减少摄入脂肪含量较高的食品及深加工食品,如肥肉、奶油、油炸食物、蛋糕等,这些食物可能导致体内脂肪增加、雌激素水平升高等。除注意饮食外,体重超标的患者还需要适度运动,控制体重。

另外,多摄入富含维生素的新鲜蔬菜水果,适度补充含有营养物质的食物。天然大豆和大豆制品都含有异黄酮。异黄酮是一种植物雌激素,可以平衡人体内的雌激素水平,保护乳腺健康。研究发现,缺碘是乳腺癌的致病因素之一。紫菜和海带不但含有丰富的维生素 E 和食物纤维,还含有微量元素碘。因而,常食用紫菜、海带有助于预防乳腺癌。

除有效规避危险因素外,定期筛查有助于乳腺癌早发现、早诊断、早治疗,从而改善乳腺癌患者的预后。在定期筛查之前,建议进行乳腺癌风险评估,结合风险评估结果,选择定期筛查的频率和筛查方法。

除到医院定期筛查外,还可以通过乳房自检和临床体检发现乳腺癌的迹象。虽然通过乳房自检和临床体检预防早期乳腺癌的证据不足,但可以通过乳房自检,增强自我健康意识。乳房自检能发现的常见乳房异常症状包括乳腺肿块、疼痛、乳头溢液、乳房皮肤变化、乳头改变、乳房外形变化和腋窝淋巴结肿大等。一旦在自检中发现异常,要尽快到医院做进一步的检查。

简单的风险评估内容包括肿瘤个人史和家族史,特别是卵巢癌、输卵管癌或乳腺癌的肿瘤个人史和家族史。对于部分有肿瘤家族史的人群,可以考虑行 BRCA 或其他乳腺癌易感基因检测，以明确是否携带乳腺癌易感基因。通过风险评估，可以将评估的人群分为两类——普通危险程度人群和高危人群。乳腺癌危险因素评估中只要有一项高危因素存在，该人群就属于高危人群。针对不同的危险因素，乳腺癌筛查策略也不尽相同。

对于高危人群，建议进行遗传咨询和筛查，若符合预防性治疗的指征，则可给予预防性治疗。主要的检测包括 BRCA 基因突变检测，每 6 个月筛查 1 次，分别选择钼靶摄影和乳房磁共振检查。对于部分无法行磁共振检查者，则推荐超声筛查。

对于年龄超过 40 岁的普通人，首先推荐每 2 年进行 1 次钼靶检查，也可以辅助超声检查。

根据目前的研究，相对于普通人而言，炎症性肠病患者患乳腺肿瘤的可能性相对较低。目前，已有一些关于炎症性肠病与乳腺癌之间相关性的研究,整体而言,炎症性肠病患者患乳腺肿瘤的风险相对较低但在患乳腺癌时可能面临更高的死亡风险。此外,研究人员还在探索炎症性肠病与其他类型肿瘤之间的关系。某些研究发现,炎症性肠病患者患结直肠癌的风险可能有轻微增加。炎症性肠病与淋巴瘤、皮肤癌等可能存在某种相关性,但还需要更多的研究来确认这些观察结果。至于为什么炎症性肠病患者患乳腺肿瘤的风险相对较低,目前尚无明确的研究证明,可能与乳腺肿瘤和肠道炎症之间的生物学机制有关,尚需要进一步研究。

戴张晗

贴士 21

如何保护肾脏？

肾脏是人体重要的泌尿系统脏器，主要负责人体血液的过滤和代谢废物的排出，是人体的"过滤机"。食物中蛋白质代谢的废物主要以尿素氮的形式经尿液排泄。人体肌肉的代谢产物肌酐也主要通过肾脏排泄。因此，临床上常用肌酐和尿素氮来反映肾功能。

除排泄功能外，肾脏的另一个重要功能是维持水电解质平衡。肾脏收到各种感受器、激素所传递的信息后，对水、钠离子和钾离子的排出和重吸收进行调节，从而维持机体内环境稳定。

此外，肾脏还通过内分泌功能参与人体

血压调节,刺激骨髓生成红细胞和调节钙磷的吸收利用。

当肾脏发生病变时,人体会有各种表现。首先,尿液可能有异常,包括尿色异常、尿量异常、尿中泡沫增多、排尿异常、夜尿增多等。其次,出现水电解质失衡而导致的水肿、食欲减退、恶心呕吐、乏力。再次,会出现头痛、头晕、易疲劳、注意力不集中等全身症状。

炎症性肠病患者出现肾脏异常的概率较高。有研究发现,多达6%的炎症性肠病患者存在肾脏受累。除最常见的肾结石外,还存在多种肾脏实质病变,包括各种类型的肾小球肾炎、肾小管间质病变和继发性淀粉样变性。IgA肾病是炎症性肠病患者最常见的肾小球肾炎类型。其最常见的临床表现是肾功能异常。

目前的研究认为,炎症性肠病活动期炎症负荷高与发生肾脏病变明确相关。慢性腹泻和内瘘形成会使人体循环血容量下降,导致肾脏血流灌注不足,这也是炎症性肠病患者肾脏病变的因素之一。

除炎症性肠病病情活动会引起肾损伤外,炎症性肠病患者所使用的部分药物主要经肾脏代谢,也有可能引起肾功能损伤。美沙拉秦可能引起肾小管间质性肾炎(虽然概率不高);柳氮磺吡啶的代谢产物主要通过肾脏排泄;用于镇痛退热的解热镇痛药可能引起肾小管间质病变。

炎症性肠病患者肾病患病率较高,需要在各方面注意对肾脏的保护。

首先,在日常生活中,建议养成良好的生活和饮食习惯。饮食上,因为大量植物和动物蛋白的代谢产物尿素氮和肌酐均需经肾脏代谢排出,暴饮暴食会大大增加肾脏负担,所以不应过量进食高蛋白食物。此外,还需要注意适量饮水、不憋尿,缩短尿液在膀胱积聚的时间,以降低尿路感染和尿路结石的发生风险。应戒烟戒酒,避免熬夜。适量进行体育活动和锻炼以增强体质,控制体重,减轻肾脏负担。注意个人卫生,预防尿路感染。避免跌倒、磕碰,防止肾脏受到外界冲撞而导致组织外伤。

其次,炎症性肠病患者在用药治疗时要严格遵医嘱,不要自行长期大量使用解热镇痛药物。抗菌药物必须在医生的处方指导下使用,尽量避免长期使用可能导致肾损伤的氨基糖苷类药物和四环素。不要自行服用中草药,避免中草药可能造成的肾损伤。对于部分需要长期服用美沙拉秦或柳氮磺吡啶的患者,需要在医生的指导下定期监测肾功能;发生与药物相关的肾损伤,要早期发现,并积极处理及换药治疗。

再次,要积极治疗可能引起肾损伤的其他疾病,比如:高血压可引起肾小动脉硬化,从而使肾脏功能减退;糖尿病会使肾小血管发生病变而发展为糖尿病肾病;尿路梗阻性疾病,如前列腺增生、输尿管结石可导致尿潴留,从而发生肾积水,长期可发展为肾功能不全;反复肾盂肾炎可影响肾功能等。

最后,要积极控制炎症性肠病病情,使疾病尽快、尽可能长时间地维持在缓解期,可以减少肾损伤的发生。

定期进行相关监测可以早期发现肾损伤。比如尿常规、血常规和肾脏 B 超检查等都是检出肾脏病的重要手段。炎症性肠病患者要定期复查肾功能,以早期检出肾功能异常,及早治疗。

戴张晗

青少年患者怎么补充营养?

　　炎症性肠病的高发年龄在 20～40 岁,克罗恩病更易发于 18～35 岁的青壮年。儿童和青少年(小于 18 岁)起病的炎症性肠病患者人数占总发病人数的 25%,13～18 岁青少年已经成为炎症性肠病的高发人群。青少年炎症性肠病患者除要面对来势汹汹的疾病外,还处于生长发育、认识和情感转变的关键时期,要面临更多的挑战。研究发现,住院的炎症性肠病患者中,有 90% 以上存在营养不良或营养风险,约 1/3 的青少年克罗恩病患者出现生长发育迟缓甚至停滞,导致青春期延迟,影响成年后的身高,这将给患者未来的生活带来极大的困扰。营养不良不仅与疾病活动相关,还会影响部分药物治疗的效果。因此,纠正营养不良和降低营养风险是青少年炎症性肠病患者的重要治疗目标。

对疾病处于活动期的儿童和青少年患者,全肠内营养对克罗恩病有良好的诱导缓解作用,它的作用甚至不亚于激素治疗。但是全肠内营养治疗时,不能进食其他食物,对患者生活质量影响较大,而且研究发现全肠内营养对肠道疾病的治疗作用在前 3 个月最佳。

在青少年炎症性肠病患者缓解期,要进行营养风险评估;对有营养风险的患者也要注意补充营养。青少年处于生长发育的关键阶段,还要学习多种知识,脑力劳动相对较多,需要适当增加糖类的摄入。蛋白质供应不足会导致儿童、青少年生长发育迟缓,体质下降,并影响智力发展。在膳食营养中,还要保证蛋白质的供给,尤其是富含接近人体所需氨基酸模式的优质蛋白的摄入。

对青少年炎症性肠病患者日常饮食和营养补充治疗的原则是选择易消化、高热量、优质蛋白、低脂肪、富含维生素和必需微量元素的饮食。

在高热量的食谱中,主食建议选择精粮,而非粗粮。比如,推荐大米、富强粉制的面食等,忌麦麸、燕麦、小米等谷物。

多摄入含有优质蛋白的食物,保证机体营养素充足,预防、改善贫血以及营养不良。优质蛋白食物包括鱼肉、家禽肉、蛋、豆腐和乳制品等。这里需要注意的是,生鲜牛奶和海鲜比较容易引起胃肠道过敏,炎症性肠病活动期患者应尽量减少或避免生鲜牛奶和生食海鲜的摄入。

适量的膳食纤维能够促进胃肠道蠕动,帮助食物消化和吸收,还可以稳定肠道菌群,

从而调节免疫力。但是炎症性肠病患者不宜
摄入过多膳食纤维，过多纤维食物会刺激肠
道蠕动，加重肠道炎症，加重病情。推荐食用
含粗纤维少的根块类，如土豆、山药、冬瓜、胡
萝卜等。还可以使用破壁机将蔬菜或水果制
成菜汁、果泥等，减少粗纤维对肠道的刺激。
蔬菜的种类选择上，尽量避免芹菜、韭菜、西
兰花等富含粗纤维的蔬菜。

　　食物的烹饪方式也有讲究。相对来说，
蒸、煮、炖能最大限度地保留食物的营养成分。
烤、炸、煎等做法相对油腻，且在烹饪过程中易
产生有害物质，炎症性肠病患者应尽量避免。

　　炎症性肠病患者还要禁烟、禁酒，尽量避
免辛辣、腌制、生食等的食物；减少易产气食
品的摄入，比如各种豆类、洋葱等；控制碳酸
饮料、咖啡、浓茶等刺激饮品。

　　炎症性肠病是由遗传、免疫异常和环境
因素共同作用引起的。虽然炎症性肠病不属

于过敏性疾病,但是食物过敏会加重炎症性肠病患者的症状。因此,建议确诊炎症性肠病的患者进行食物过敏原检测,在日常饮食中尽量避免摄入可能引起过敏的食物。炎症性肠病患者食物过敏除可以有皮疹和口腔刺激感等症状外,还易出现胃肠道症状,主要包括腹痛、腹泻、腹胀、恶心等。在食物过敏情况的判断上,除在日常生活中观察食用后的反应之外,还可以到医院进行食物过敏原 IgE 检测,尽量避免摄入 IgE 明显升高的食物。

此外,青少年炎症性肠病患者面临各种微量营养素缺乏的风险,包括铁、叶酸、维生素 B_{12} 和维生素 D 等。

贫血是炎症性肠病患者炎症活动时的常见表现。贫血可以是铁缺乏引起的小细胞低色素性贫血,也可以是由叶酸和维生素 B_{12} 缺乏引起的巨细胞性贫血。对于炎症性肠病导致的铁缺乏,在活动期可以选择静脉补充铁剂；在缓解期时，可以根据身体耐受情况多摄入含铁丰富的食物，比如瘦肉、鸡蛋、深绿色蔬菜等；同时，多摄入富含维生素 C 的新鲜蔬菜水果也能促进铁的吸收。

有上消化道受累的炎症性肠病患者较易出现叶酸缺乏。炎症性肠病的部分治疗药物，比如氨甲蝶呤和柳氮磺吡啶也会影响叶酸的吸收和转换。因此，对使用这些药物的炎症性肠病患者还应该额外补充叶酸。

回肠是吸收维生素 B_{12} 的部分，因此克罗恩病患者有回肠病变或回肠末端被切除时，维生素 B_{12} 的吸收会受影响，患者易出现维生素 B_{12} 缺乏。维生素 B_{12} 缺乏的临床表现较为隐匿，往往在重度缺乏时才产生症状，而且一旦出现症状，就表现为巨幼细胞性贫血、神经障碍、舌炎等明显的症状。因此，建议有回肠病变的克罗恩病患者出现贫血时测定血液中维生素 B_{12} 水平，以早期发现维生素 B_{12} 缺乏的情况并静脉注射维生素 B_{12} 进行治疗。

　　青少年炎症性肠病患者对维生素 D 和钙的需求量较大,还易出现维生素 D 和钙缺乏。调查发现,约 35％～60％青少年患者存在维生素 D 和钙缺乏。因此,青少年炎症性肠病患者要注意钙和维生素 D 的补充。可以多进食富含钙的食物,比如奶制品。富含维生素 D 的食物主要包括动物肝脏、蛋黄、奶酪、蘑菇等。但是部分患者可能因为食物过敏或者这类食物高脂高纤维等而无法耐受,也可以考虑口服补充钙剂和维生素 D,推荐每日摄入 1000～1500 毫克钙和 800～1000 国际单位的维生素 D。

　　总而言之,对于处于生长发育关键时期的青少年炎症性肠病患者,除疾病治疗外,还要关注营养状况和生长发育状况,以免留下遗憾。

　　　　　　　　　　　　　　戴张晗

贴士 ㉓

得了青光眼怎么办？

眼睛是心灵的窗户，"看"是我们感知世界的重要方式。失明是会严重影响生活质量的一项残疾。在我国，青光眼是后天失明的主要原因之一。青光眼是由眼压升高导致的视神经损害和视野缺损进行性发展的一组疾病。

人眼球内除内容物外还有液体流动，眼内流动的液体在眼球壁与眼内容物之间会产生一定的压力，这个压力就是眼压。眼压过低会使眼球萎缩，过高会造成视神经损害，就是青光眼的主要病因。维持眼压的主要液体是房水,在房水循环过程中任何一个部位受阻都会导致眼压升高。眼压增高会压迫和引起视神经缺血,导致视神经损害。眼压升高持续时间越久,视功能损害就越严重,且青光眼引起的视功能损害是不可逆的。

青光眼的发生有遗传倾向和家族聚集性,有一些人群更易患青光眼,比如:有高眼压症的患者,60岁以上的老年人,亚洲人,有青光眼家族史的人,近视或远视度数较高者,有眼外伤者。高血压、糖尿病等基础疾病控制不佳的患者,发生青光眼的风险也会增加。研究发现,炎症性肠病患者相比普通人群更易患青光眼。炎症性肠病患者长期或高剂量的类固醇治疗(如糖皮质激素)可能导致眼压升高,而增加青光眼的发生风险。

从青光眼的发生机制,青光眼难以精准

预防,因此早期发现、早期诊断和早期治疗就显得尤为重要,可以保护现有的视功能,大大降低致盲的风险。

在青光眼防治中,危险人群的自查和定期检查非常重要。对于老年人,建议每年测量一次眼压,尤其是高血压、糖尿病患者。发现白内障、虹膜炎也要及早治疗,以免引起继发性青光眼。还可以进行青光眼自查,主要通过摸自己的眼球和看灯光来辨别。自查时如果发觉眼球发硬,或看灯光有虹圈,则需要小心青光眼的可能性,进一步到医院检查和治疗。

另外,在日常生活中养成良好的生活习惯也可以一定程度减少青光眼的发生。便秘者在大便时常有眼压增高的现象,平素保持大便通畅,防止便秘,可以减少眼压的波动。

适度的体育锻炼能使血流加快,眼底瘀血减少,房水循环畅通,眼压降低。但不宜做倒立,以免眼压升高。失眠和过度疲劳都易引起眼压升高,诱发青光眼。注意生活规律,劳逸结合,避免过劳,保持良好的睡眠习惯,可以减少青光眼的发生。

青光眼的病因不同,发病时的表现也有不同。常见的症状有头痛、眼痛、视物模糊、视力突然下降和恶心呕吐等。出现可疑的症状后建议尽快到医院就诊。一旦被诊断为青光眼,治疗主要是降低眼压、减少眼组织损害、保护视力。治疗方法主要包括局部使用滴眼液、全身应用降眼压药和手术治疗。局部使用的滴眼液可以通过减少房水生成和增加房水流出来降低眼压。如果使用局部滴眼液不能控制眼压,可以应用降眼压药,例如碳酸酐酶抑制剂;还可以静脉滴注甘露醇,通过颅内脱水作用来降低眼压。对于药物治疗效果不好的患者,还可以采用手术治疗,并且对各种病因引起的青光眼都可以应用手术治疗。

戴张晗

贴士 24

关注女性妇科疾病

女性生殖系统（包括子宫和卵巢等）都位于下腹部。在女性生殖系统出现疾患时，产生的腹痛和腹部包块症状易与炎症性肠病症状相混淆。因此，当炎症性肠病女性患者出现下腹部和外阴部症状时，还需要考虑妇科疾病的可能。

与普通女性群体相比，受肛周病变困扰的炎症性肠病患者，特别在肛周病变活动时更易发生妇科炎症；如不加以防范，后果比较严重，尤其是盆腔炎，常累及子宫、输卵管和卵巢；若不及时彻底治疗，可导致慢性盆腔炎，形成盆腔粘连、输卵管阻塞而造成不孕，给患者带来极大痛苦和终身遗憾。

为了降低炎症性肠病患者发生妇科炎症的风险,在日常生活中要注意预防感染和防止损伤。在内衣清洗过程中,要注意将内衣与其他衣物分开清洗,防止内衣将细菌带入外阴造成外阴感染。要保持外阴干燥和清洁,特别是在生理期做好卫生防护。不要穿过紧的内衣,防止在日常活动时导致皮肤磨伤。在肛周病变活动时,更要注意会阴区清洁,可以采用坐浴方式进行清洁。要合理安排性生活,避免粗暴性行为,防止性生活所致的皮肤损伤而导致感染。在肛周病变活动期,性生活需要谨慎。最后建议积极就诊,在医生的治疗和指导下尽快控制肛周病变,降低妇科感染、阴道瘘的发生风险。

子宫内膜异位症是一种常见的慢性妇科疾病,主要临床表现有持续加重的盆腔粘连、痛经以及不孕等,严重影响育龄女性的身心健康。其发病机制尚未完全阐述清楚,目前仍缺乏特异性治疗方案。有研究表明,炎症性肠病与子宫内膜异位症之间具有显著的临床相关性,且在发病机制、临床症状、疾病进展及转归上均有一定关联。当炎症性肠病患者出现腹痛持续加重等腹盆腔症状时,也需要警惕子宫内膜异位症的可能,在进行肠道检查的同时也不能忽略妇科检查。

除上述妇科疾病外,女性生育相关问题也需要引起重视。炎症性肠病发病的高峰年龄在20～35岁,而这也是生育的高峰年龄。即使近期没有妊娠计划,也需要评估和保护育龄期患者的生育力,尤其在使用部分药物和行腹部手术时。目前已知用于治疗克罗恩病的沙利度胺会导致卵巢储备功能下降。因此,对育龄期的炎症性肠病女性患者,尽量避免应用沙利度胺;如确需服用,也需要在服药过程中定期监测卵巢储备功能,以避免造成严重的不可逆的卵巢功能损伤。腹部或盆腔术后的粘连、输卵管继发性阻塞、输卵管积水等可能导致女性不孕率增加，回肠储袋肛管吻合术术后不孕风险增加 2～3 倍。在需要手术治疗时，推荐进行术前全面评估，并与专科医生充分沟通制定手术方案。

目前的研究显示，炎症性肠病患者发生卵巢癌、子宫内膜癌或外阴阴道癌的风险与一般人群类似。但在部分患者，发生宫颈癌的风险可能相对高，特别是在克罗恩病、吸烟、服用硫唑嘌呤和起病较早的患者中。使用免疫抑制剂治疗可能使人乳头瘤病毒感染的概率增加，因此对炎症性肠病患者更需要进行人乳头瘤病毒和宫颈癌筛查。

目前，双价和四价人乳头瘤病毒疫苗的广泛使用，能够有效地预防约 70% 的宫颈癌；新型九价疫苗增加了对 5 种其他人乳头瘤病毒基因型的覆盖作用，能够预防近 90%

由人乳头瘤病毒感染导致的宫颈癌。但需要强调的是,宫颈癌疫苗在没有性行为人群中的使用效果最佳,对于已经感染人乳头瘤病毒的人群来说意义不大。人乳头瘤病毒疫苗接种可减少口腔、咽喉、生殖器疣以及人乳头瘤病毒相关的癌前病变甚至宫颈癌的发生。

总的来说,炎症性肠病患者在出现腹盆腔和外阴部症状时,不要忽略发生妇科疾病的可能性,建议其进行妇科检查。常用的妇科检查包括外阴检查、阴道检查、宫颈和子宫附件检查、白带常规检查、妇科B超检查、血清CA125检测以及尿常规检查等。

戴张晗

贴士 25

关于口腔卫生你所应该知道的事

俗话说："牙疼不是病，疼起来要命。"事实上，口腔疾病是人类最常见的疾病之一，较常见的有口腔溃疡、龋病、牙周病和牙列缺损等。炎症性肠病患者口腔疾病的患病率也较高。国外研究报道显示，约 $0.7\% \sim 37\%$ 的炎症性肠病患者有口腔病变。

炎症性肠病患者口腔可出现复发性阿弗他溃疡、地图舌、沟纹舌、萎缩性舌炎、慢性非特异性唇炎、肉芽肿性唇炎、口角炎、增殖性化脓性口炎等病变，可以伴有口干、口腔异味、味觉异常等症状。炎症性肠病患者的口腔病变可出现在肠道症状之前、之后或同时发生。少数炎症性肠病患者会以口腔症状为初发表现,当出现肉芽肿性唇炎或增殖性化脓性口炎等较特异的口腔病变时,需要关注消化系统状况,若发现可疑症状,需要至消化科做消化专科检查,使疑似炎症性肠病患者能尽早诊治。在诊断炎症性肠病时,也需要关注是否同时伴发口腔疾病。在炎症性肠病治疗随访过程中,更需要警惕可能出现的口腔病变,尽量早期发现、早期治疗。

目前,炎症性肠病患者口腔病变发生的病因和致病机制尚未明确,可能与遗传、环境、饮食习惯、精神心理因素等有关。目前认为,与炎症性肠病患者口腔病变有关的原因可能有:①炎症性肠病患者肠道菌群改变的同时会伴随口腔菌群改变,从而导致口腔疾病;②炎症性肠病造成铁、锌、维生素 B_{12} 和 B_2、叶酸等缺乏,继发贫血、营养不良等而导致口腔疾病;③炎症性肠病可伴发唾液腺导

管病变,唾液分泌减少,从而引发口腔疾病;
④治疗炎症性肠病的药物对口腔产生不良反应,比如在极少情况下氨基水杨酸制剂可引发再生障碍性贫血、口腔炎症等,激素及免疫抑制剂等药物可引发机会性感染、骨质疏松和坏死等。总之,炎症性肠病患者口腔病变的发生是多种因素综合作用的结果。

在炎症性肠病患者的日常生活中,注意口腔卫生能在一定程度上预防口腔疾病的发生。需要注意护牙三部曲:正确刷牙,正确使用牙线和定期洗牙,并定期至口腔科进行口腔检查。首先,正确刷牙是预防口腔疾病最根本、最有效的方法。无论社会上流传着多少种神奇的洁牙方法、食物、药物,唯有巴氏刷牙法是目前口腔界认为最能清洁牙齿、牙周的方法。建议每日刷牙两次为最佳,睡前一次,早起一次,睡前这一次尤其重要。需要注意的是,牙刷刷毛要同时刷到一部分牙龈和一部分牙齿才算正确,刷上排牙时刷毛朝上,下排牙时刷毛朝下,覆盖一点牙龈,牙刷做水平短距离运动;只刷牙齿而没有刷到牙龈会造成牙菌斑堆积在牙齿与牙龈交界处,易导致牙龈炎、牙周病与蛀牙。其次,要重视牙线的使用。牙线的作用主要在于清洁牙缝。积于牙缝中的牙菌斑无法借由刷牙完全去除,这时就需要牙线发挥作用了。最后,要定期洗牙。洗牙是利用超声波振荡原理,去除附着于牙龈和牙齿上的大部分牙结石。牙结石是牙菌斑的温床,更是造成牙周病的原因之一。因此,定期洗牙是非常有必要的。如果有坚持每天刷牙、用牙线的习惯,通常每半年洗牙一次就足够了。

炎症性肠病患者还需要注意从食物中获得均衡的营养,建议低脂肪、低糖,适量蛋白质、适量膳食纤维及适量维生素饮食。建议炎症性肠病患者进行食物过敏原抗体检测,来获得食物不耐受的信息。尽量避免食用过敏或可疑过敏(血液中食物过敏原抗体升高)的食物。必要时可以服用微量元素补充剂来预防口腔疾病。

此外,在肠道疾病活动时要积极至炎症性肠病专科医生处就诊,控制疾病活动,改善全身营养状况和免疫状态,可以减少口腔疾病的发生。

戴张晗

贴士 26

与过敏性鼻炎和平共处

在全球范围内,过敏性鼻炎呈高发趋势。全世界约有 5 亿人患有过敏性鼻炎;其流行率在欧洲和北美等发达地区最高,最高可以达到 30%,在中国为 10%～20%,且患者以儿童和青壮年居多。

过敏性鼻炎,又称变应性鼻炎,指过敏体质者接触过敏原以后,主要由 IgE 介导的介质释放,并且有多种免疫活性细胞和细胞因子参与而引起的鼻黏膜非感染性炎性疾病。其主要症状有阵发性喷嚏、清水样鼻涕、鼻痒和鼻塞等。可能呈季节性发作(例如过敏原为花粉、真菌等),也可能常年发作(例如过敏

原为尘螨、蟑螂或者职业性过敏原)。严重的
鼻炎可以对生活质量产生明显影响。过敏性
鼻炎的典型症状有阵发性喷嚏、清水样涕、鼻
痒、鼻塞,可以合并眼部症状,譬如眼痒、流
泪、眼红等。部分合并支气管哮喘的患者还
会出现喘息、气促、胸闷等症状。病情严重的
患者会因过敏性鼻炎的症状而影响社交、影
响休息、诱发鼻窦炎,甚至会诱发头痛,导致
记忆力减退等。

　　过敏性鼻炎是由多种因素参与的一种疾
病,由基因相关的遗传因素与环境互相作用
而诱发。目前的研究发现,炎症性肠病患者
发生过敏性鼻炎或哮喘的概率比普通人群更
高。而诊断过敏性鼻炎或哮喘的人群,在随
访中患炎症性肠病的概率也更高。这提示炎
症性肠病与过敏性鼻炎的发病之间存在一定
的关联性。因此,炎症性肠病患者若出现鼻
部症状,需要警惕过敏性鼻炎的可能,并至耳

鼻喉专科进一步就诊。

　　合并过敏性鼻炎的炎症性肠病患者可以通过注意生活中的细节来避免过敏性鼻炎发作，或者减轻过敏性鼻炎的症状。因为过敏性体质与遗传因素有关，难以彻底改变，所以在过敏性鼻炎的发病机制中需要特别注意避免接触过敏原。环境中的过敏原包括各种灰尘、粉尘、花粉、烟雾等。在花粉和灰尘较多的时期，关闭好门窗，采用一些过滤设备，勤打扫，减少接触粉尘。不要养宠物，避免接触霉菌、尘螨、动物皮毛、羽毛、飞蛾、柳絮、蚕丝等过敏原，因为它们可能诱发过敏反应。减少烟雾、油烟以及汽油、油漆的吸入，这些物质会刺激呼吸道诱发过敏。湿润和寒冷的空气也有可能导致过敏，所以在湿度比较高、温度比较低的天气出门需要做好防护措施。由于各种原因引起的呼吸道感染会有喷嚏、流涕、鼻塞等症状，也会加重过敏性鼻炎的症状。炎症性肠病患者在使用激素、免疫抑制剂生物制剂治疗时更加需要警惕各种呼吸道感染，尤其在春秋季节需要做好感染的防护工作。最后，要避免易导致疲劳、劳累的生活方式，避免较大的情绪波动。健康的生活方式和生活作息可以增强机体免疫力，减少过敏性鼻炎的发作。

过敏性鼻炎的治疗药物往往有抗组胺药、鼻用糖皮质激素、鼻用减充血药、抗白三烯药和抗胆碱药等。这里要提到一种在家就可以进行的辅助治疗——鼻腔盐水冲洗，目前常用的方法主要有鼻腔灌洗、喷液和雾化等，冲洗液包括生理盐水、深海盐水和高渗盐水等。鼻腔盐水冲洗能够稀释黏液，改善黏液纤毛清除功能，减轻黏膜水肿，减少鼻腔鼻窦中过敏原等。至于具体还可以使用哪类药物，建议到耳鼻喉专科就诊。特别是出现症状持续不能缓解，服用药物以后不能缓解或药物不良反应过大,或合并其他呼吸道疾病时,需要再次到医院接受进一步检查和治疗。

戴张晗　陆君涛

降低听力损失

听觉在人们的生活中有着不可替代的作用。无论是和人交谈的话语声，带给我们愉悦的音乐声，还是大街上警示的鸣笛声，让人烦躁的无规律噪声，都是生活中声音的组成部分。听力损失对身心健康、社会交往不利，更会对学习、就业或择偶造成困难。因此，我国对新生儿全面开展听力筛查，以期尽早发现听力问题并进行治疗。除先天性听力损失外，各种原因引起的后天性听力损失也非常常见。听力受损后，人体言语功能也会相应受损，对人们日常生活中的言语交流有极大影响，限制社会交往的范围和效率，由此也易导致各种心理问题,如暴躁易怒、胆小内向或其他不利于社会交往的性格缺陷。

有部分研究发现,炎症性肠病患者同时存在一定程度的听力损失,并且听力损失在合并肠外表现的炎症性肠病患者中发生的频率更高。目前,有些学者认为听力下降也是炎症性肠病的一种肠外表现,虽然这尚未达成共识,并且听力损失在 40 岁以上的炎症性肠病患者群中更为常见。因此,炎症性肠病患者需要注意听力情况,进行早期听力评估,并且在日常生活中注意听力保护。

在了解听力的正确保护方法之前,先了解一下听力损失的原因。临床上一般把听力损失分为传导性、感音神经性和混合性三类。三类不同的听力损失是由不同的原因导致的。传导性听力损失的病变在外耳或中耳,使声波传入内耳受到障碍。感音神经性听力损失的病变在耳蜗、听神经或听觉中枢,是引起对声音感觉和认知功能障碍的听力损失。混合性听力损失比较复杂,任何导致传导性听力损失和感音神经性听力损失的因素同时存在,均可引起混合性听力损失,它兼有传导性听力损失和感音神经性听力损失的特点。

在日常生活中要避免可能导致耳朵结构和功能损伤的行为。要减少传导性听力损失主要是避免各种头部外伤。另外需要注意的是,要避免接受"采耳",这在部分地区较流行。采耳,也就是常说的掏耳朵。采耳是由工作人员用一些工具进行的,比自己在家掏耳朵会相对安全,但是仍不建议炎症性肠病患者接受采耳。首先,耳朵有自洁功能,会自动清理垃圾,一些皮屑状的耳垢可以从耳朵里面掉出来,因此不需要额外地掏耳朵,也不需要经常性地采耳。其次,耳垢并非单纯的垃圾,其实对我们的耳朵尤其内耳道可起到一定的保护作用。一来,耳垢可避免小飞虫进入内耳道。二来,耳垢是油性的,还可以黏附落到耳朵上的灰尘,以免它们进到耳朵深处。最重要的是,耳朵其实是十分娇嫩的,越往里,皮肤越嫩,很容易被划破,而到鼓膜就更加脆弱了,稍不注意就很容易捅破。最后,采耳过程中可能会出现鼓膜损伤,还可能因为不卫生导致交叉感染,引发严重的外耳和内耳损伤。

除传导性听力损失的预防之外,生活中还要注意感音性听力损失的预防。普通人在生活中的听力损失主要来源于噪声,比如部分特殊职业会接触到高强度噪声和娱乐性噪声。特别是随着手机游戏、视频等的频繁使用,娱乐性噪声引起的听力损失更需要关注。比如长时间戴耳机听摇滚音乐等高声强歌曲,打游戏时长时间大音量,高频率出入迪厅、酒吧等噪声场所,戴耳机入睡等。

在日常生活中,往往需要从一些小的习

惯做起,减少娱乐性噪声造成的听力损失。
首先,要降低耳机的使用频率,尽量减少戴耳
机的次数和时间。其次,要改正戴耳机入睡
的习惯。戴耳机听音乐或广播入睡不仅对听
力有损害,而且使得耳塞夹在枕头和耳朵之
间,会对鼓膜造成伤害。再次,万不得已需要
使用耳机时要选择合适自己耳朵形状的耳机
样式,尽量不使用最大音量。最后,要减少部
分娱乐场所的噪声接触,主要是 KTV、歌舞
厅和酒吧等有较大娱乐性噪声的场所。

　　改正日常生活中不良生活习惯和用耳习
惯,是炎症性肠病患者降低听力损失最基本
也是最重要的事。降低听力损失,从改变每
一个小的不良习惯做起。

戴张晗

贴士 28

溃疡性结肠炎和克罗恩病患者
也要预防结核病

2018 年,全球新发结核病患者数约为 1000 万,结核病年发病率约为 130/10 万;同年,我国新发结核病患者数约为 86.6 万,结核病年发病率为 61/10 万。结核病是全球前 10 大死因之一。2018 年,全球结核病死亡人数约为 149.1 万,死亡率为 19.62/10 万;同年,我国结核病死亡人数约为 3.94 万,死亡率为 2.76/10 万。随着我国对结核病防治工作的推进,我国结核病发病率正在下降,但我国仍是结核病高负担国家。

据观察统计,炎症性肠病患者结核病发病风险为普通人群的 2～16 倍。炎症性肠病患者结核病发病风险高,可能与免疫异常、营养不良以及用药影响等相关。炎症性肠病的药物治疗主要包括 5-氨基水杨酸、激素、免疫抑制剂和生物制剂。除 5-氨基水杨酸外,其他药物都具有免疫调节作用,在用药过程中可引起新发结核感染或潜伏结核感染的再激活。特别是在 2007 年以后,炎症性肠病的治疗进入了生物制剂时代,各种生物制剂的临床应用极大地改善了炎症性肠病患者的临床、病程、生活质量及劳动能力。但有研究显示,生物制剂和激素的应用与结核病的发病相关。因此,炎症性肠病患者在用药随访中要注意结核病的预防与管理。

　　所有准备接受激素、免疫抑制剂和生物制剂的患者都应在用药前进行结核病筛查,明确是否存在结核病。如果有结核病感染,还需要明确当前的感染状态,区分感染处于结核病的哪个阶段。结核病感染的不同阶段包括结核分歧杆菌感染潜伏期、结核分歧杆菌感染状态、活动性结核病和陈旧性结核病。

由于结核病最常感染的部位是肺部，所以对结核病的筛查推荐胸部 CT 检查、结核菌素试验、T 细胞斑点试验（T-SPOT）及 γ-干扰素释放试验（IGRA）等。

对于结核分歧杆菌感染潜伏期和陈旧性结核病两大类患者，建议在给予激素和生物制剂尤其全身性发挥作用的生物制剂治疗前先给予预防性抗结核治疗。常用的预防性治疗方案使用异烟肼和利福平，疗程为 6 个月。对于处于结核分歧杆菌感染状态和活动性结核病的患者，则需要暂缓激素、免疫抑制剂和生物制剂的应用，并进行三联或四联药物抗结核病治疗。由于抗结核药物不良反应发生率高（常见的不良反应有恶心、呕吐、药物性肝损害、瘙痒、皮疹等）且部分较严重，因此建议患者在用药前进行肝功能、肾功能、血尿常规检查,并在用药后第 2 周和第 4 周进行复查,此后每 4 周复查 1 次,保证用药安全。

除在激素、免疫抑制剂和生物制剂用药前需要明确结核感染的情况外,在应用过程中也需要进行定期监测。常规监测手段包括临床症状、体征、胸部 CT 平扫、T-SPOT 或 IGRA 等。如出现疑似结核的症状,则需进一步进行肺结核病原学检查(痰培养、抗酸染色、痰结核菌 PCR 检测等)。在用药过程中,一般建议在初始用药后第 3 个月和第 6 个月进行随访筛查,之后每 6 个月随访筛查 1 次。对联合用药的患者,可以适当增加随访频率。

肺结核病的常见症状有咳嗽、咳痰、咯血、盗汗、胸痛、疲乏等;胃肠道结核病的常见症状有腹痛、腹胀、腹部包块、腹泻、排便不规律、胃口差等,部分患者还会出现便血。若炎症性肠病患者在治疗中出现疑似结核病的症状,应随时就诊。

戴张晗

贴士 29

睡眠呼吸暂停，小心阻塞性睡眠呼吸暂停低通气综合征

您睡眠好吗？您是否经常承受睡眠打鼾的困扰？您是否经常出现夜间被憋醒的情况？您是否总是觉得没精打采，睡不够，睡不醒？您是否还觉得睡觉时打鼾很正常？

俗话说："春困秋乏夏打盹。"有些人一睡着就响起了鼾声，并且声声响亮，令床边人痛苦不堪；有些人在睡着后甚至还会出现一阵一阵没声音的情况，憋得自己得抖一下，才会有呼吸。出现以上这些情况的人，白天可能经常精神不济，甚至坐着也能睡着，工作学习效率低下。其实，偶尔打鼾是没问题的，但我们应该区分鼾声是正常的还是异常的。

　　阻塞性睡眠呼吸暂停低通气综合征是一种病因不明的睡眠呼吸疾病,临床表现有夜间睡眠打鼾伴呼吸暂停,及白天嗜睡。由于呼吸暂停引起反复发作的夜间低氧和高碳酸血症,可导致夜尿增多和头痛。长时间阻塞性睡眠呼吸暂停低通气综合征还会改变患者的性格,导致脾气暴躁、注意力不集中、思考能力下降、记忆力减退以及性功能障碍等问题,还易诱发其他系统并发症,包括高血压、冠心病、糖尿病和脑血管疾病等,严重时还能诱发急性猝死。白天嗜睡及注意力不集中还易导致交通事故。因此,大家需要充分重视,早发现、早诊断、早治疗。

　　阻塞性睡眠呼吸暂停低通气综合征的发病有一定的特点,多见于男性患者,男女患者的比率大约为(2～4)∶1,在 40～60 岁超重中老年人中更常见,且老年人睡眠时呼吸暂停的发生率增加。

一般来说,睡眠时呼吸每停顿 10 秒以上为一次呼吸暂停,如果呼吸暂停的发生次数在一夜 30 次以上,或平均每小时 5 次以上,患者会反复从睡眠中憋醒,就要考虑阻塞性睡眠呼吸暂停低通气综合征的可能了。

因此,如果出现上述这些症状,就要到医院呼吸内科就诊,进一步进行多导睡眠图检测(PSG),了解呼吸暂停的次数和性质、夜间睡眠清醒次数以及身体相关检查数据等。

多导睡眠图监测是诊断阻塞性睡眠呼吸暂停低通气综合征的最重要的方法,通过它不仅可判断疾病严重程度,而且可以全面评估患者的睡眠结构,睡眠中呼吸暂停、低氧情况,以及心电、血压变化等。

虽然阻塞性睡眠呼吸暂停低通气综合征的病因不完全明确,但是在日常生活中还是可以预防的。首先,拒绝烟酒。吸烟可加重呼吸道症状,饮酒会加重打鼾、夜间呼吸紊乱及低氧血症，尤其睡前饮酒的危害更大。其次，控制体重。超重和肥胖者患阻塞性睡眠呼吸暂停低通气综合征的可能性明显高于体重正常人，因此已经超重的人群要努力减重。最后，有可疑阻塞性睡眠呼吸暂停低通气综合征相关症状的患者要注意养成良好的睡眠习惯。相比于平卧位睡姿，侧卧位睡姿可以避免舌、软腭、悬雍垂在睡眠时发生松弛后坠而加重上呼吸道堵塞。另外，要慎用镇静、安眠药物，以免加重对呼吸调节中枢的抑制。如果有睡眠障碍，建议至神经内科医生处就诊。

对经检查明确诊断阻塞性睡眠呼吸暂停低通气综合征的患者，除改变生活方式之外，还可以积极进行非手术治疗和手术治疗。非手术治疗中，经鼻持续气道正压呼吸就是俗称的"戴呼吸机"，是目前治疗中重度阻塞性睡眠呼吸暂停低通气综合征最有效的治疗方法。大部分患者通过经鼻持续气道正压呼吸治疗可以达到满意的治疗效果。症状较轻患者还可以在睡眠时佩戴口腔矫治器,以扩大口咽及下咽部,减少上呼吸道阻塞的发生。对有气道阻塞和气道软组织塌陷问题的中重度患者,还可以考虑手术治疗。至于选择何种手术方法,要根据气道阻塞部位、严重程度、是否有病态肥胖及全身情况,找专科医生就诊后决定。

虽然目前的研究并未证明炎症性肠病与阻塞性睡眠呼吸暂停低通气综合征有直接联系,但这两种疾病均为慢性疾病,它们之间也确实存在一些间接的关联。例如,有些研究表明炎症性肠病患者可能存在睡眠问题,因为疼痛、压力和身体不适等可以导致睡眠质量降低。这可能会增加阻塞性睡眠呼吸暂停低通气综合征的发生风险。同时,阻塞性睡眠呼吸暂停低通气综合征可能会引发或加重炎症性肠病，因为它会导致全身性低氧状态和炎症反应。这种状况可能对炎症性肠病患者构成额外的压力。

戴张晗

贴士 30

皮脂腺囊肿怎么处理？

炎症性肠病可以影响消化道的任何部分，导致腹痛、腹泻、腹胀、食欲不振等症状。皮脂腺囊肿是一种常见的皮肤囊肿，通常由于皮肤脂质腺阻塞导致囊肿形成。与炎症性肠病相关的皮肤病变很常见，其中一些会导致皮脂腺囊肿。这种皮脂腺囊肿可能由于免疫系统的反应或由与炎症性肠病相关的药物引起。炎症性肠病本身的代谢障碍、药物或者压力均可能与皮脂腺囊肿相关。皮脂腺囊肿通常可以通过手术治疗或经过皮肤切割来去除。如果怀疑皮肤凸起形成的肿块是皮脂腺囊肿，请咨询医生进行诊断和治疗。

　　在身体表面摸到局部皮肤凸起形成的肿块时不要紧张,我们先要了解下肿块的可能原因。皮肤下组织的结节状包块的原因有很多,可以是增大的淋巴结、肉芽肿形成,或者良性及恶性肿瘤。在这些病因中,最常见的皮下硬结是皮脂腺囊肿。

　　我们的皮肤组织大致分为表皮、真皮和皮下组织。其中,真皮组织内不仅有毛囊、皮脂腺及汗腺等皮肤附属器官,而且有丰富的血管、淋巴管和神经。顾名思义,分布在真皮组织内的皮脂腺主要分泌皮脂。当皮脂腺分泌功能正常,皮脂分泌适中时,皮脂在表皮扩散,可以滋润皮肤和毛发,皮肤会变光滑、光泽、柔润,还可以防止水分蒸发。正常情况下,皮脂腺通过皮脂腺导管开口向皮肤分泌皮脂;但当皮脂腺口堵塞时,皮脂在腺体内聚集,逐渐增大形成囊肿,就被称为皮脂腺囊肿,俗称"粉瘤"。

　　"粉瘤"并不是肿瘤,是缓慢增长的良性病变。头面部、颈部、胸背和臀部因为皮脂腺分泌较旺盛,所以好发皮脂腺囊肿。相比于儿童和老年人,青壮年皮脂腺分泌更旺盛,因此皮脂腺囊肿更多见于青壮年人群。

　　我们可以通过一些特点来简单判断皮下结节是否为皮脂腺囊肿。皮脂腺囊肿一般为单个,少数可见多个,形状多为圆形,硬度中等,表面光滑,边界清晰。体积一般不大,多见从米粒大小到花生大小,少数情况下可大如鸡蛋。皮脂腺囊肿表面常与皮肤有粘连,但底部可以移动。皮下结节中心部位针尖大小的"小黑点"是部分皮脂腺囊肿较独特的特点,其实是堵塞的皮脂腺导管的开口。

　　皮脂腺囊肿虽然是良性疾病,但易继发感染。若并发感染,在局部可以出现红、肿、热、痛等症状。

　　皮脂腺囊肿一般不需要治疗,但是如果

囊肿突然增大，压迫周围组织导致不适，或者反复继发感染，则需要到医院进一步检查及治疗。

皮脂腺囊肿患者一般在皮肤科、整形外科或普外科就诊。有经验的医生通过观察和触诊就可以做出诊断。还可以进一步做超声检查来明确，通过超声检查还可以同时了解囊肿是否液化，囊肿的大小、边界和深度。对诊断明确又有症状的皮脂腺囊肿患者，推荐手术完整切除。

预防皮脂腺囊肿的发生主要是要保持多皮脂部位（面部、头皮、胸背等）皮肤清洁，避免皮脂腺开口堵塞，使皮脂可以顺利分泌到皮肤上。饮食要清淡，注意避免辛辣、油腻、煎炸类饮食，避免皮脂腺过度分泌。另外，还要减少皮肤抓挠，以免引起局部皮肤破溃后感染，破坏皮脂腺开口，导致皮脂腺分泌物潴留，促使皮脂腺囊肿形成。最后，对已经形成的皮脂腺囊肿不要随意挤压或采用中草药外敷。不合理地挤压和使用中草药外敷,会导致或加重皮脂腺囊肿感染,继而加剧皮脂腺导管堵塞的情况。

炎症性肠病患者长期使用免疫抑制剂等治疗药物也可能增加发生皮肤问题的风险。如果疑有皮脂腺囊肿,建议就医,咨询皮肤科医生或炎症性肠病医生。医生要进行必要的体格检查和评估,并确诊是否为皮脂腺囊肿。同时,继续做好炎症性肠病的管理。确保按照医生的建议进行药物治疗,并定期随访。

戴张晗

贴士 ㉛

髋关节置换后的康复

髋关节是人体最大的关节，是连接上身与下肢的主要结构。一旦髋关节出现病变，除疼痛外，还会使下肢活动受限。老年人髋关节病变后会导致生活无法自理，身体各种机能随之下降。髋关节由股骨头和髋臼组成，无论是股骨还是关节出现病变，都会影响髋关节的功能。除外伤引起的股骨颈骨折之外，在炎症性肠病患者较易出现的髋关节病变主要是股骨头坏死。

激素是治疗炎症性肠病的基础药物之一，在生物制剂被广泛应用之前，激素诱导缓解是治疗炎症性肠病的主要手段。目前，虽然已经进入生物制剂和小分子药物治疗炎症性肠病的新时代,但是激素在炎症性肠病治疗中的基础地位仍未被撼动。在急性重症溃疡性结肠炎等情况下,激素仍然是一线首选的药物。而且至今仍将激素使用率用作评估药物疗效的一项指标。激素虽然对炎症性肠病治疗有至关重要的作用,但是也伴随着相关的并发症,其中诱发骨质疏松是严重影响生活质量的副作用之一。当发生骨质疏松时,除骨痛等症状外,还易导致股骨头坏死。股骨头坏死情况严重时会导致结构改变,需通过手术治疗(如髋关节置换手术)恢复髋关节结构和功能。

人工髋关节置换术就是将人工假体(包含股骨部分和髋臼部分)通过骨水泥和螺丝钉固定在正常的骨质上,以取代病变的关节,缓解关节疼痛,矫正畸形,恢复和改善髋关节的运动功能,这是一种比较成熟、可靠的治疗手段。

除股骨头坏死可以用髋关节置换进行治疗外,骨性关节炎、股骨颈骨折、骨肿瘤、强直性脊柱炎等都可以用髋关节置换术重建患者的下肢运动功能。

新的髋关节置换完之后,并不能立即像正常关节一样使用,需要进行循序渐进的康复训练治疗。关节置换术后康复能最大限度地使患者回归正常生活、恢复步态、减少术后并发症,并使患者掌握正确使用假体的技巧,延长假体的使用寿命。康复治疗建议因人而异,最好能在康复治疗师或专业医生的指导下进行。下面我们简单介绍一下术后不同时期的康复原则和需要注意的事项。

在术后 0～2 周,刚经过手术,术后局部还有组织肿胀和疼痛。因此,在该阶段主要进行消肿和止痛治疗,还会在专科医生的指导下逐渐完成"卧—坐—站"的练习。因为术后活动受限,还需要注意维持关节活动度,保持肌肉力量,避免肌肉萎缩。

在术后 2～6 周,除消肿止痛治疗之外,要注意逐渐增加关节活动度,并逐渐恢复大腿肌肉力量。虽然在阶段活动度逐渐增大,但需要注意避免在疼痛下进行治疗性训练及功能性活动。

在术后 6 周～3 个月,手术部位的肿胀和疼痛已经基本消失,各种康复运动量继续增大,增加人工髋关节的负重能力,使人工置换的髋关节功能逐渐接近正常水平,达到全面康复的目的,并开始逐步恢复日常生活和活动能力。

术后康复训练除手术侧肢体锻炼外,还需要注重上肢运动和健康侧的下肢运动;同时还推荐进行呼吸训练,维持心肺功能。心理咨询对髋关节置换术后的患者也有很大的帮助,可以帮助患者消除忧虑,增强生活信心，回归正常社会生活。

人工关节的使用寿命有限，随着术后生活时间增长，部分患者可能面临进行第二次甚至第三次关节翻修手术的可能。在日常生活中注意一些细节，术后能更快地恢复，并且最大限度地减少人工髋关节磨损。

在术后 3 个月内，连续坐姿的时间不宜过长，以免发生髋关节水肿，亦可用冷敷及抬高患肢来改善，保持膝关节低于或等高于髋部，不宜坐在过低的椅子、沙发，不要交叉腿，往前弯上身不要超过 90°，坐时身体向后靠、腿向前伸。不要弯腰捡地上的东西，不要弯腰穿鞋，请别人帮忙或使用鞋拔子，可以选择不系带的松紧鞋、宽松裤。不要突然转身或伸手去取身后的物品。在上下车时，先迈动非手术侧腿。如厕时，用加高的坐便器如厕，注意保持膝关节低于髋部。

术后 3 个月后可逐渐恢复正常生活，可

以进行适度的体育活动,运动量的增加要遵循循序渐进的原则。适宜髋关节置换术后的运动有散步、园艺、骑车、乒乓球、游泳、跳舞等。但要避免进行会对新髋关节产生过度压力而造成磨损的活动,如跳跃、快跑、滑雪、网球等剧烈运动。最后,保持适当的体重也非常重要。体重过大会加重人工髋关节的负担,加快人工关节的磨损。

戴张晗

贴士 32

该如何防治拔牙后出现的干槽症？

在当下社会,我们对自己的牙齿健康和美观都十分关注,炎症性肠病患者也不例外,在面临一些严重的牙齿疾病或者正畸时,可能会需要拔掉某些牙齿。拔牙术后常见的并发症有出血、疼痛和感染等。其中,以会引起剧烈疼痛的干槽症最令患者恐惧。

干槽症是在行拔牙术后,牙槽窝没有形成血凝块,没有良好愈合,出现急性感染,往往伴随着剧烈的疼痛。目前,干槽症的发病机制仍不完全明确,主流学界认为与以下几个方面有关。①创伤:拔牙后骨面创伤时更易出现感染。②感染:有研究发现干槽症是

由混合感染引起的,厌氧菌在其中产生了重
要影响。细菌感染会造成血凝块纤维蛋白溶
解,致使血凝块形成障碍,伤口不易愈合。
③解剖因素:拔牙窝大可能导致拔牙后干槽
症发病率高。有研究发现,缩小拔牙窝后,干
槽症的发病率能明显下降。

除以上几个方面会诱发干槽症外,干槽
症还与年龄、性别、吸烟状态、手术操作手法、
是否有合并疾病等相关。相对于年轻人,老
年人更易发生干槽症。与男性相比,女性发
生干槽症的比率更高。吸烟人群患病率更
高。某些拔牙方法(比如敲击的方式)易导致
牙槽窝表面骨板压缩缺血,进而诱发干槽症。
全身免疫系统疾病、糖尿病等造成免疫力下
降,也会使感染机会增加。

干槽症虽然会引起超级剧烈的疼痛,令
人闻之色变,但是一般不会进展导致严重的
后果。干槽症有自限性和自愈性,理论上即

使不治疗也可以自行缓解,但是干槽症带来的剧烈疼痛对患者而言是一种极大的痛苦,而且部分免疫功能紊乱的患者有可能会进展至牙槽骨慢性感染、深部组织感染等。所以一旦出现拔牙术后剧烈疼痛等干槽症的症状,建议立即就诊。虽然通过服用药物可以缓解疼痛、预防细菌感染、促进伤口愈合,但是药物治疗十分有限,而且一般的镇痛药并不能缓解干槽症造成的疼痛。干槽症建议在口腔专科医生处治疗,一般治疗方法有彻底清创、隔离外界对牙槽窝的刺激、缓解疼痛和促进肉芽组织生长等。

除口腔科医生在治疗时注意选择手术方式和手术操作之外,患者也可以从日常生活管理、术后自我管理和病情监测三方面预防干槽症的发生。

在日常生活中,要避免熬夜等不良生活习惯,注意休息,吸烟患者停止吸烟,饮用足量的温水,保持口腔湿润。拔牙选择到正规的医疗机构,在医生指导下停用抗凝药物等。在拔牙后,漱口刷牙均需要避开牙槽窝位置,之后直到牙槽窝完全愈合。每天餐后都需要用生理盐水轻柔地冲洗牙槽窝并漱口,保持牙槽窝及口腔清洁。避免剧烈运动而致使牙槽窝内血凝块脱落。拔牙后需改善饮食习惯,不进食含酒精、碳酸成分、过热、过冷、辛辣刺激、坚硬的食物和饮料。避免用拔牙侧咀嚼,勿用舌舔伤口。至少一周不能使用吸管,因为吸吮动作可能导致血凝块脱落。可以冷敷或热敷减轻疼痛,或者遵医嘱用药物止痛。在病情监测时,需要注意牙槽窝是否疼痛加剧、是否出现牙龈发热红肿、是否有恶臭等。如有上述情况,需及时再次就医进行换药或彻底清创。

在疾病急性活动期,炎症性肠病患者机体免疫力下降,感染的机会增加。因此,建议

在炎症性肠病急性活动期,对于非紧急的拔
牙等口腔手术要合理安排时间,择期进行。
另外,使用激素及免疫抑制剂治疗的炎症性
肠病患者在拔牙术后也需要警惕术后感染等
风险,可以在口腔科医生的指导下更积极地
使用抗菌药物预防感染。

戴张晗

贴士 33

慢性阻塞性肺疾病预防保健

肺部是炎症性肠病肠外受累的器官之一,但是因为部分患者可能无症状而被忽视,有些患者本身吸烟或者其他原因合并慢性阻塞性肺疾病。炎症性肠病患者肺部病变除有药物相关诱发的机会性感染外,还有大小气道炎症、肺实质病变和肺栓塞等。有大气道和小气道炎症的患者易进展至慢性阻塞性肺病,严重影响患者的生活质量。

慢性阻塞性肺疾病,简称慢阻肺,是大众熟知的肺气肿和慢性支气管炎逐渐进展导致不完全可逆的气流受限后的一组疾病。这组疾病的主要表现是呼吸困难和咳嗽,也会伴随咳痰、胸闷、喘息等症状。它的病理机制与哮喘不同。哮喘的气流受限是可逆的,而慢阻肺的气流受限不完全可逆。因此随着病情发展,慢阻肺患者的后期会有不同程度缺氧的表现,并带来多种全身症状,包括体重下降、食欲减退、营养不良、头痛、嗜睡、神志恍惚等,严重影响生活质量并可能影响寿命。据世界卫生组织估计,慢阻肺在 2030 年将成为全世界第三位主要死因。

慢阻肺主要由个体遗传易感因素和环境因素共同作用发生。

慢阻肺最主要的病因是长期吸烟,约40％～70％的发病由吸烟导致。吸烟开始的年龄越早,时间越长,每天吸烟量越多,越易导致慢阻肺。因为职业原因暴露于粉尘或杀虫剂等化学品也会导致慢阻肺的发生。空气污染中的颗粒物质(PM)和有害气体也会刺激支气管黏膜并产生细胞毒性作用,增加慢阻肺的患病危险。生活中的柴草、煤炭和动物粪便等燃料燃烧也会产生对呼吸道有害的成分。长期在大量厨房油烟环境中也会增加慢阻肺的发病风险。除生活和工作环境外，反复慢性的呼吸道感染也是慢阻肺发病和加重的重要因素。

慢阻肺的急性发作更是对生命有极大威胁。在秋冬季节确诊慢阻肺的患者较易出现慢性疾病基础上的急性发作，主要表现为咳嗽、喘息、胸闷和呼吸困难突然加重，往往需要到医院就诊治疗，部分患者甚至需要抢救治疗。

正确地预防能够降低慢阻肺的发病风险，避免已有慢阻肺的急性发作，改善慢阻肺患者的生活质量，减少相关的死亡风险。

首先，应充分认识到吸烟是个严重的健康问题和不良的生活习惯。吸烟除会增加慢阻肺的发病风险外，还会增加克罗恩病患者的疾病活动。因此，对炎症性肠病患者更要强调戒烟。戒烟困难的患者也应尽早积极控制吸烟次数，并逐步戒烟。对于已有慢阻肺的患者，更应停止烟草的使用，以免病情加重。

其次，要注意室内通风。特别在使用生物材料，比如煤炭、柴草和动物粪便等作为燃料烹调和取暖的地区，更要加强通风，避免室内有害颗粒高浓度聚集。尤其要注意改善厨房的通风条件。

关注天气预报中的空气污染指标。在出现中度或重度空气污染时，减少外出活动，必须出门时建议佩戴口罩，减少空气中污染颗粒的吸入。

最后，适度的体育锻炼对慢阻肺有一定的预防作用。体育活动能改善呼吸能力，提高免疫力，预防慢阻肺的发生。但是体育锻炼要注意时机和强度，在身体不适和气候状况恶劣时,不建议进行体育锻炼;在运动时,一旦出现明显的呼吸困难和疲劳,也应立即停止运动,就地休息。即便已确诊慢阻肺,适度的锻炼也仍能改善疾病的程度。推荐根据自身的状况选择不同的锻炼方式,比如散步、慢跑、游泳、打太极拳等,也可以通过做呼吸操、深慢腹式呼吸、唱歌、吹口哨、吹奏乐器等锻炼呼吸功能。

炎症性肠病患者如果合并有慢性咳嗽、咳痰、呼吸困难、反复肺部感染史,需要警惕慢阻肺的可能,建议到医院呼吸科就诊,一般需要血常规、血气等化验,及肺功能、胸部 CT 等检查。然而,即使确诊慢阻肺也无须过度紧张和焦虑,可在医生指导下进行个体化治疗和长期规律的用药治疗,并积极开展康复训练。

戴张晗

贴士 34

炎症性肠病患者为什么易发生泌尿系统结石？

泌尿系统结石是一种常见病、多发病。泌尿系统是人体代谢物排出的重要途径之一，由于体内外各种因素的作用，体内的代谢产物在泌尿系统发生异常积聚或沉淀，最后异常矿化就形成泌尿系统结石。

泌尿系统结石的症状主要是腹痛和血尿，部分严重的患者还会出现无尿。由泌尿系统结石引发的疼痛主要分为钝痛和绞痛两种，疼痛常位于病友腰腹部，多呈现阵发性，有时亦可呈持续性。还有少数病友的腹痛仅仅表现为腰部酸胀不适，只有在活动或劳动后才能感觉到明显疼痛。在泌尿系统结石急性发作时,可发生明显的肉眼血尿。不发生急性绞痛时,很多病友在尿常规检测中也能发现红细胞,被称为显微镜镜下血尿。

多达6%的炎症性肠病患者可能出现肾脏表现。据研究统计发现,克罗恩病患者比溃疡性结肠炎患者更易出现肾脏症状。其中,肾结石是炎症性肠病患者最常见的肾脏受累形式。其他炎症性肠病相关的肾脏受累疾病还包括肾小管间质性肾炎、肾小球肾炎和继发性淀粉样变性等。

炎症性肠病患者结石成分以草酸钙为主,其次是尿酸钙。低尿pH和高草酸尿是炎症性肠病患者泌尿系统结石形成的核心机制。结肠是肠道草酸吸收的主要部位。在正常情况下,膳食中钙与草酸结合形成不溶性草酸钙,经粪便排泄。但是,当炎症性肠病病情活动时,肠黏膜发生炎症,肠腔内游离脂肪酸增高,竞争性结合了钙,使肠腔中可用于结合草酸的游离钙减少,从而使可溶性草酸在肠腔中的浓度相对较高,扩散到血液中,后被肾脏排泄,导致高草酸尿,形成草酸钙晶体。另外,炎症性肠病病友由于疾病活动、饮食结构变化以及抗菌药物的使用,会导致肠道菌群改变,使肠道中草酸盐分解减少,草酸的吸收相应增加,使泌尿系统结石的发生风险增加。

相对于一般人群,炎症性肠病患者发生泌尿系统结石概率增高的原因主要有炎症性肠病相关手术、肠道炎症持续活动、肠道炎症受累范围广、肛周疾病和药物使用等。

炎症性肠病相关手术,特别是全结肠切除术、肠旁路术和切除较长段小肠(50～100cm)手术,易使病友在术后出现液体丢失多,血容量不足,尿量减少,继而导致尿液中草酸钙的浓度增高,形成易于生成泌尿系统结石的环境。

　　肠道炎症的持续活动易导致病友腹泻次数增多，从而导致更易脱水、碱性液体丢失增加，使尿液 pH 降低、草酸钙浓度增加。持续肠道炎症状态还会导致脂肪酸和胆盐吸收不良，增加草酸溶解度，从而导致高草酸尿，增加泌尿系统结石的产生。

　　在炎症性肠病患者中，肛周疾病，包括肛瘘、肛裂、肛周脓肿等，都是肾结石形成的危险因素。在狭窄型克罗恩病和回肠结肠都受累的克罗恩病病友中，泌尿系统结石形成的概率会更高。

　　在炎症性肠病的治疗过程中，部分药物的使用也可能增加泌尿系统结石发生的可能。其中，柳氮磺吡啶的代谢产物主要从尿液中排出，因此更易引起药源性泌尿系统结石。对于在服用柳氮磺吡啶的病友，在日常生活中要注意补充水分，甚至可以预防性服用碳酸氢钠片等，以碱化尿液，预防柳氮磺吡啶相关的结石。

虽然炎症性肠病病友发生泌尿系统结石的风险较普通人高,但仍可以通过自我预防,减少结石发生的可能。

饮食预防的原则为"一多三少"——多水、少嘌呤、少盐、少草酸。

多水:炎症性肠病患者常存在腹泻及肠道手术后的体液丢失,脱水是尿路结石形成的重要因素之一。建议炎症性肠病患者增加水摄入量,将尿量增加到每天 2～3 升。

少嘌呤:限食富含嘌呤的食品,如肉、鱼、虾米等(<150 克/日),少食豆制品、蘑菇,忌食动物内脏。低嘌呤饮食包括蛋、奶、蔬菜、水果等。

少草酸:饮食上要注意限制富含草酸盐食物的摄入量。富含草酸的食物包括菠菜、香菇、芹菜、虾皮、巧克力、芒果、芝麻和浓茶等。

少盐：高盐会增加尿钙排泄，每日盐的摄入量建议控制在 6 克以内。

除饮食预防外，定期的非侵入性检查，包括尿常规、泌尿系超声筛查等，可以发现无症状结石，有助于早期干预和治疗。

对已经明确的泌尿系统结石的治疗，要在泌尿外科医生的指导下进行。除药物治疗外，对部分反复尿路感染、肾绞痛和尿路梗阻等患者，还需要进行手术治疗。常用的手术手段有体外冲击波碎石术、输尿管镜碎石术、经皮肾镜碎石术等。

戴张晗

贴士 35

预防脑梗死、脑出血

关于炎症性肠病患者神经系统并发症的发生率,不同文献报道的差异很大,从 0.2% 到 47.5% 都有报道。炎症性肠病患者神经系统并发症的发生主要与免疫异常介导有关,其他原因包括脑肠轴调控异常、高凝状态导致的动静脉血栓、继发性感染、营养缺乏和药物副作用等。炎症性肠病患者易出凝血功能障碍,特别是高凝状态,使炎症性肠病患者发生脑内动静脉血栓的风险增加,导致脑卒中的发生风险较普通人群高。研究还发现,高龄、女性、高脂血症、合并糖尿病以及合并高血压的炎症性肠病患者更易发生脑卒中。

脑梗死和脑出血被统称为脑卒中,又称中风或脑血管意外,是一组突然起病、以局灶性神经功能缺失为共同特征的急性脑血管疾病。在所有脑卒中,缺血性脑卒中约占75%～90%,出血性脑卒中只占10%～25%。脑卒中患者常见神经系统受损表现,主要包括猝然昏倒、不省人事、口角歪斜、语言不利、半身不遂等。

脑卒中是我国居民第一位的死亡原因,一旦发生脑卒中,患者死亡率很高,让人闻之色变。即使解决脑卒中的第一关,从死亡边缘抢救成功,脑卒中的后遗症也让人担忧,致残率令人触目惊心,而且脑卒中还有着很高的复发率。据估计,我国每年新发的脑卒中患者约有200万人,75%的幸存者有不同程度的劳动力丧失,40%以上患者会遗留重度致残甚至生活无法自理,给家庭带来巨大的生活和心理负担。

　　脑卒中的病因比较复杂，包括生活方式、环境、遗传等多种因素。在炎症性肠病患者中，女性易发脑卒中；而在一般人群中，男性比女性更易发脑卒中。一些有合并疾病的患者，比如糖尿病、高血压、高脂血症、心房颤动等，都是脑卒中的高危人群。此外，不良的生活习惯，比如熬夜、吸烟、缺乏体力活动，以及超重和肥胖，也是发生脑卒中的危险因素。大量临床研究和实践证明，脑卒中可防可治。早期积极控制脑卒中的危险因素，做到良好的早期预防，可有效降低脑卒中的发病率、复发率、致残率及死亡率。

　　脑卒中的预防主要从三个方面进行，包括生活习惯调整，相关疾病的健康监管，早期发现、早期诊疗。

　　建立健康的生活方式是预防脑卒中的重中之重，是防患于未然的基本。

　　民以食为天，在饮食上要注意低盐、适量

蛋白、低脂肪、多新鲜蔬菜水果,尽量做到营养均衡。对有"三高"并发症的患者,更要注意控制钠盐的摄入量,建议每天控制在 6 克以内,可以用含钾低钠盐替代普通食盐。

长期抽烟饮酒患者发生脑卒中的风险明显升高,因此建议严格戒烟,并限制饮酒。抽烟会加速动脉硬化的过程,从而增加脑卒中的发生风险;大量饮酒会引起脑血管痉挛,也会使血小板增多而导致脑血流调节不良,增加脑卒中的发病风险。炎症性肠病患者抽烟和饮酒不仅会增加脑卒中的发生风险,还易诱发疾病活动。因此,对炎症性肠病患者更推荐戒烟限酒。

大量案例证明,过度劳累、长期处于高压力状态和缺少休息可诱发脑卒中。因此,要养成良好的生活规律和作息习惯,合理安排作息,做到劳逸结合、起居有节,避免过度劳累。除良好的作息习惯外,还要注意情绪控制和精神调节。生活中不乏听到有人在狂喜或暴怒后突然"中风"的情况。情绪剧烈波动易导致血压急剧波动,有血管病变或动脉粥样硬化的人易发生脑卒中。情绪不能解决问题,反而会带来问题。因此,在生活中要学会管理自己的情绪,做情绪的主人。

另外,脑卒中有明显的季节性,在寒冷季节发病率更高。在冬天及气温急剧变化时,有脑卒中高危因素的患者更加需要注意健康规律的饮食起居,避免剧烈运动和情绪波动。

除坚持健康生活方式外,同时还要注意防治易诱发脑卒中的相关疾病,主要是"三高"——高血压、高血糖和高脂血症的防治。建议有脑卒中家族史的高危人群每半年至一年进行血压、血糖及血脂的监测。发现异常时要积极地进行治疗和随访。

一旦有脑卒中的前期征兆,应早发现、早诊断、早治疗。部分脑神经功能异常的反应是脑卒中的早期表现,比如:突然头晕;肢麻、面麻和舌发麻;说话吐字不清;突然一侧肢体活动不灵活或者无力;原因不明的跌倒;一时视物不清;精神状态发生变化等。出现可疑症状后要尽快就诊,不要自行服药,不要拖延。症状严重时建议拨打急救电话,减少患者的搬动。脑卒中发生 3 小时内是治疗的黄金时间窗,早期治疗不仅可以降低病死率,还可以大大降低致残率。因此,早期识别并尽快诊治是非常重要的。

戴张晗

合并糖尿病怎么用胰岛素?

糖尿病作为"三高"之一,以高血糖为主要表现,大家都不陌生。除血糖高、尿液中含有葡萄糖等检测特点外,患者主要的表现为"三多一少",即多饮、多尿、多食和体重下降。

糖尿病是一种常见疾病,发病原因有多种,患病人群广,无论是青年人还是老年人都有可能患病。随着生活方式的改变,我国糖尿病的患病率呈快速增长的趋势,总患病人数已经居世界首位。

很多人认为炎症性肠病与 2 型糖尿病是两种毫不相干的疾病,一种是消化系统疾病,一种是内分泌系统疾病。但是,最新研究发现,炎症性肠病和 2 型糖尿病之间存在一些共性,特别是肠道菌群及肠道细菌代谢物的变化有共性,可能存在共同的潜在致病机制。而且调查也发现,炎症性肠病患者发生 2 型糖尿病的风险比普通人群高。因此,炎症性肠病患者在日常随访中还需要注意血糖监测,一旦出现糖尿病,及时诊断,尽快用药控制。

目前,糖尿病尚无法治愈,因此治疗目标是控制血糖,控制症状,并且防治糖尿病的各种急性和慢性并发症,从而提高生活质量,使糖尿病患者得到与非糖尿病患者同等的期望寿命。

糖尿病患者需要采取综合性的措施来控制血糖,包括科学的营养摄入、合理的运动、适当的血糖监测以及药物治疗。其中,药物治疗主要包括口服降糖药和注射制剂。注射制剂又根据作用机制不同,分为胰岛素和胰高血糖素素样多肽-1受体激动剂。无论是1型还是2型糖尿病,都可以用胰岛素进行治疗,胰岛素注射治疗是糖尿病治疗的重要手段之一。这里主要介绍胰岛素注射液在糖尿病治疗中的应用。

首先,我们先来了解什么是胰岛素。胰岛素是由胰腺内分泌细胞分泌的一种蛋白质类激素,是人体可以自主分泌的唯一的降血糖激素。糖尿病由机体内自身的胰岛素分泌不足或不能发挥足够的作用所致。因此,注射胰岛素的目的就是补充身体本身的胰岛素不足。

胰岛素治疗也有其适应证,尤其适用于出现糖尿病急性并发症(酮症酸中毒或高渗昏迷)、使用其他药物治疗无效、合并肝肾功能不全、妊娠糖尿病、剩余胰腺内分泌功能差及初发糖尿病难以分型等的患者。

胰岛素治疗安全有效,可以有效治疗各种类型的糖尿病,但是因为使用胰岛素治疗需要皮下注射,使用不方便,并且在初始治疗时需要进行较严密的血糖监测,因此很多糖尿病患者排斥用胰岛素治疗。

还有一部分患者担心胰岛素的"依赖性",担心一旦使用胰岛素治疗后难以停药而需要终生使用,其实不然。对于新诊断 2 型糖尿病的患者同时有血糖明显升高以及消瘦、乏力、口干、多饮、多尿等伴随症状时,也推荐短期使用胰岛素进行强化治疗,等血糖控制及症状改善后再确定以后的治疗方案。调查发现,启用短期胰岛素强化治疗可使约 50% 新诊断 2 型糖尿病的患者获得至少 1 年的临床缓解(即脱离降糖药后血糖能控制基本正常),2 年后仍有 40% 的患者得到缓解,部分患者可能时间更长。2 型糖尿病患者即使已经确诊一段时间,但若口服药治疗效果欠佳,也可以短期给予胰岛素强化治疗。胰岛素强化治疗可以在短时间内改善高糖毒性,部分恢复胰岛功能,再通过精细化调整治疗方案,维持血糖长期达标,减少各种远期并发症的发生。

由此可见,胰岛素并不存在依赖性,而是我们控制血糖的一种常用手段。当血糖控制不满意,医生建议使用胰岛素时,就要按建议使用胰岛素。胰岛素治疗不仅能良好控制血糖水平,防止并发症的发生,而且能使部分初发的糖尿病得到逆转。

胰岛素治疗是通过皮下注射胰岛素进行的。注射方式主要有两种,胰岛素泵和胰岛素注射笔。采用胰岛素泵进行胰岛素注射的费用相对较高,包括机器和每个月的管路消耗。但使用胰岛素泵,血糖控制更精确,需使用的胰岛素量更少,扎针次数更少。使用胰岛素笔进行胰岛素治疗注射次数多,注射会造成痛感,无法进行微量注射,如果需要两种不同的胰岛素注射液,还需要分别购买两支胰岛素笔。因此,两种胰岛素注射方式各有优缺点,建议在内分泌专科医生的指导下选择适合自己的胰岛素治疗方式。

胰岛素注射部位包括腹壁、大腿、手臂或臀部。其中,胰岛素吸收速度在腹壁最快,大腿和臀部最慢,手臂居中。应保持注射部位清洁,不要在有感染、皮肤破溃、纤维化、脂肪增生或脂肪萎缩的部位注射胰岛素。无论是使用胰岛素笔还是注射器,都应轮换注射部位,以避免局部脂肪增生或萎缩。

胰岛素的注射深度会影响胰岛素吸收速度。进针太浅可能导致皮内注射,不仅疼痛而且吸收不佳;而注射太深可能造成胰岛素的肌肉内注射,使吸收加快。对于消瘦明显的炎症性肠病患者,使用胰岛素笔时应先在注射部位捏起皮折,将针垂直插入捏起的皮折,以免注射过深至肌肉内。

戴张晗

贴士 37

你真的了解狂犬病吗?

随着医疗技术水平的发展,一旦发病,病死率接近 100% 的疾病已经很少了,而狂犬病就是其中最为人熟知的一种疾病。狂犬病是一种急性传染病,是由狂犬病毒感染所致的。狂犬病毒主要攻击人体神经系统。狂犬病毒进入伤口后,不进入血液循环,而是在被咬伤的肌肉组织中复制增殖,然后入侵外周神经系统,随后逆行进入中枢神经系统,最终进入大脑。狂犬病毒主要在动物体内存活,一旦暴露在空气中,仅能存活 5~10 分钟,常规的消毒液和消毒措施也很容易将其灭活。早期识别高危的暴露史,并且对伤口进行规范处理,以及接种狂犬病疫苗和注射狂犬病免疫球蛋白可以有效地预防发病。

日常生活中,注意避免被动物咬伤和抓伤是预防狂犬病的最主要方式,不要让动物舔皮肤,防止有伤口的皮肤接触患狂犬病动物的唾液等。在已知皮肤有伤口时,更要注意减少或避免与动物的亲密接触。

虽然狂犬病一旦发病非常可怕,但是在日常生活中做好自我防护,可以避免与狂犬病毒的直接接触。因为目前尚无办法精准并快速判断致伤动物是否带狂犬病毒,所以被有狂犬病、疑似狂犬病或者不能判断是否患有狂犬病的动物咬伤、抓伤、舔舐黏膜或破损皮肤后,建议尽快就医处理。

在狂犬病毒可疑暴露后,伤口处理很重要。专业彻底的清创可以减少伤口内的狂犬病毒及其他微生物数量,降低狂犬病及其他感染的发病风险,促进伤口愈合并早期恢复功能。

　　伤口处理后,针对不同类型的伤口选择不同的预防措施。预防措施主要包括注射狂犬病疫苗和注射狂犬病免疫球蛋白。

　　狂犬病毒暴露后快速产生抗体非常重要,因此应尽快进行狂犬病疫苗接种。目前,狂犬病疫苗接种采取多次方法,至少需要注射 3 次,前 3 次按规定时间进行接种尤为重要,有助于身体及时产生抗体,能在病毒复制并进入中枢神经系统前中和病毒。

　　注射狂犬病免疫球蛋白被称为被动免疫。目前使用的狂犬病免疫球蛋白主要有人源狂犬病免疫球蛋白和马源狂犬病免疫球蛋白,在伤口局部注射后可以形成局部高浓度的抗体环境,中和伤口冲洗清创后残留在伤口内的狂犬病毒,最大限度地降低狂犬病的发病率,为疫苗注射后产生抗体争取宝贵的时间。因此,对狂犬病毒暴露程度高的患者,建议联合注射狂犬病疫苗和狂犬病免疫球蛋白。

　　炎症性肠病患者出现狂犬病毒暴露后需要注射狂犬病免疫球蛋白,尤其是使用免疫抑制剂的患者。另外需要指出的是,使用生物制剂的患者可以接受狂犬病疫苗,及时接种狂犬病疫苗可以最大限度地预防狂犬病的发生。

戴张晗

贴士 38

皮肤癌预防

因为生活方式的差异,皮肤癌在我们国家的发病率低于欧美国家,但是近年来亦呈上升趋势,也是严重危害健康的疾病之一。研究发现,炎症性肠病患者发生非黑色素瘤皮肤癌的风险较普通人群高,而且患炎症性肠病的时间越长,发生皮肤癌的风险可能逐渐增加。其中,免疫抑制剂的应用被认为与炎症性肠病患者发生皮肤癌相关。人乳头瘤病毒也可能增加皮肤癌的发生。

皮肤癌中发病最凶险的是恶性黑色素瘤。其中,浸润性黑色素瘤尽管仅占所有皮肤癌病例的 2%,但其患者死亡数却占因皮肤癌死亡患者数的 80％。皮肤恶性黑色素瘤的治疗效果呈两极分化。早期的恶性黑色素瘤治愈可能也较高,但一旦发生远处转移,往往很难扭转结局。另外,还有基底细胞癌和鳞状细胞癌这两种类型,相对生长缓慢,如果能早期发现、早期手术治疗,治愈率很高,5 年治愈率甚至可高达 95％以上。因此,皮肤癌的预防和早发现非常重要。

　　先来了解下皮肤癌的病因和诱发因素。与皮肤癌发生最直接相关的外部因素就是紫外线过度照射。首先,欧美国家的白种人推崇小麦色和古铜色,人们盛行"阳光浴"和室内晒黑,但是紫外线过多暴露会刺激皮肤,使皮肤癌的发生率大大增加。其次,不同肤色的人种罹患皮肤癌的风险也不同。皮肤颜色较浅的象牙色或白色的人群相比深色皮肤的人群更易晒伤,因此罹患皮肤癌的风险也更高。另外,慢性刺激与慢性炎症也可以引起皮肤癌,比如皮肤慢性溃疡、瘘管经久不愈、盘状红斑狼疮等。最后,部分化学物质可以诱发皮肤癌,比如砷化物、沥青、焦油、香烟烟雾中包含的苯并芘,被发现可以增加皮肤癌的发病率。放射线和电离辐射等物理因素也可以诱发皮肤癌。硫唑嘌呤等免疫抑制剂也被认为与皮肤癌的发生有关。

针对皮肤癌的以上相关因素,在预防上需注意以下几点。

首先,要减少紫外线过多暴露。正确使用防晒霜是减少户外紫外线暴露的重要手段。防晒霜可抵御长波和中波紫外线的辐射,降低皮肤癌和早期皮肤老化的发生风险。美国一项大型病例对照研究显示,与不使用防晒霜的人相比,经常使用防晒霜的人患黑色素瘤的风险要低些。在阳光充足的天气进行户外活动时,建议使用防晒系数大于等于30的防晒霜。长时间暴露在阳光下还要注意防晒霜的补充涂抹,建议每 2 小时重新补涂一次。除正确使用防晒霜外,还可以采取戴帽子、墨镜或穿防晒衣等物理防晒手段。在正午时段(上午 10 点至下午 4 点)避免太阳直晒。

其次,长期的皮肤慢性炎症会增加皮肤癌的发生风险,有皮肤疾病的患者需要积极治疗。对炎症性肠病合并皮肤瘘管的患者,需要积极治疗肠道疾病,使瘘管尽快愈合,减少对局部皮肤的刺激。

再次,在生活中,要戒烟,避免二手烟,拒绝嚼烟草或槟榔等不良生活习惯,减少与有害化学物质的接触。对部分工作需要接触砷化物、焦油和沥青等化学品或放射线的人员,要严格按照工作的安全条例,控制工作时长和接触的频率,并积极应用个人防护用具。

此外,研究还发现,部分免疫抑制剂的应用可能增加皮肤癌的发生风险,比如应用于炎症性肠病治疗的免疫抑制剂,如硫唑嘌呤、氨甲蝶呤和他克莫司等。目前发现,生物制剂的应用对炎症性肠病患者皮肤癌影响的结果不一致,部分研究发现使用生物制剂可能增加炎症性肠病患者非黑色素瘤皮肤癌的发生率,但另一部分研究发现生物制剂的使用并没有增加皮肤癌的发生风险。长期使用免疫抑制剂的炎症性肠病患者更需要进行严密的自我监测,当有可疑的皮肤改变时,及时至皮肤科检查并每年随访。

最后,皮肤癌的发生与基因突变有关,因此也具有一定的遗传倾向。如果有皮肤癌家族史,更需要关注皮肤的改变。

戴张晗

贴士 39

我的痣需要动吗?

我们常谈到的"痣"也称色素痣,是局限性、良性的黑色素细胞或黑色素细胞所分泌的黑色素颗粒增生、色素积聚而形成的。色素痣非常常见,几乎每个人都有,随年龄增长,数目可能逐渐增加。痣可以有多种不同的颜色,除最常见的黑色外,还有蓝色、褐色,偶尔可见无色素的色素痣。形态多为凸起或扁平的斑点、斑片及斑块状。痣分布范围广,头面部及四肢躯干部都可以分布。

影响痣发生的最主要因素是遗传因素和紫外线照射。除这两个因素外,激素水平波动、部分药物、外伤、免疫抑制状态等也可能诱发色素痣。

　　大多数色素痣增长缓慢，或持续多年并无变化，极少数痣会发生自发性退变。一般情况下，痣不需要治疗，但是分布在头面部的痣可能会影响美观，可根据个人对外观的需求进行手术切除。少数情况下，由于摩擦、刺激等不良因素可能使痣并发感染，往往表现为表面出现糜烂、溃疡、出血或肿胀。因为痣通常不会发炎，所以除细菌感染外，还需要警惕痣发生癌变的可能。因此，治疗时需要先用抗菌药物进行抗炎治疗，后续要进一步检查排除痣恶变的可能。如果有可疑恶变，需要进行痣的完整切除。对于一些经皮肤科医生判断有恶变风险的痣，也建议切除。

　　在紫外线照射、摩擦、刺激等因素下，痣有恶变的可能。痣恶变后主要成为恶性黑色素瘤。恶性黑色素瘤是恶性程度较高的一种肿瘤，如果发现不及时，一经转移，可危及生命。

色素痣出现恶变往往伴随一些表现,比如:痣体积突然增大;颜色变黑或呈斑驳样;表面出现糜烂、溃疡、出血或肿胀;出现疼痛或瘙痒;周围出现卫星病灶等。一旦出现其中一种或几种表现,需要到医院寻求皮肤科医生的帮助。

色素痣一般不易发生癌变,但对色素痣进行刀割、绳勒、盐腌、冷冻和激光等不恰当局部刺激可能诱发色素痣恶变。相对来说,发生在掌跖、腰周、腋窝、腹股沟等易摩擦部位的色素痣更易发生癌变,需要引起注意,并定期观察,如果出现变化,及时到医院就诊。

医生会根据痣出现的时间、形状或颜色特征的变化情况、紫外线的暴露情况和黑素瘤家族史等综合判断,必要时会结合皮肤镜检查以及皮肤活检进行病理检查。

对良性色素痣的处理方法主要是激光祛痣和手术切除。其中,激光祛痣适用于痣小且表浅者。激光去痣创伤小,愈合快,但可能祛除不彻底,有复发风险,而且复发后再次激光去痣可能增加恶变的风险。相对地,手术切除痣不受痣的面积、大小、深度的影响,而且能保证足够的范围和深度,确保痣细胞切除干净,比较适用于较大、较深的色素痣;但是术后通常会有线状疤痕,且费用较高,换药拆线时间相对较长。

目前的研究并没有发现炎症性肠病患者在痣的发生和变化上与普通人群有什么区别。也没有证据证明使用激素、免疫抑制剂及生物制剂会改变痣的发生率和恶变率。因此,炎症性肠病患者对痣进行与普通人群类似的监测即可,不需要过度积极地切除。

戴张晗

贴士 40

青春痘——青春的烦恼

　　痤疮,俗称青春痘,但不仅仅发生于青春期。痤疮在青春期高发。痤疮的主要病理现象是毛囊皮脂腺分泌过多皮脂后,继发毛囊周围细胞角化异常和炎症反应。有调查显示,95%以上的人曾经发生不同程度的痤疮。在进入青春期后,人体内性激素特别是雄激素的水平迅速升高,促进皮脂腺发育并产生大量皮脂。如果同时存在毛囊皮脂腺导管角化异常,会造成导管堵塞,皮脂排出障碍,形成粉刺。毛囊中多种微生物尤其痤疮短棒菌苗大量繁殖后会分解皮脂生成游离脂肪酸,继而刺激毛囊及毛囊周围发生炎症反应。根据痤疮发生的不同阶段和严重程度,从轻度的粉刺到各种炎症性皮损(包括炎性丘疹和脓疱等),分为 4 个不同的严重程度。痤疮常分布在皮脂腺密集的颜面和胸背部,较严重的炎性丘疹和脓疱即使皮损消退后,仍可遗留色素沉着、持久性红斑和瘢痕,造成持久的面容改变,并可能影响心情和心理状态,影响社交。

整体来看,炎症性肠病患者发生痤疮的风险与普通人群类似,但是用来诱导缓解的糖皮质激素类药物可能会增加痤疮的发生率或增加已经存在痤疮的严重程度。所以使用糖皮质激素治疗的炎症性肠病患者需要注意可能的皮肤表现,并且要尽量避免激素的长时间使用。尽管随年龄增长,痤疮有一定的自愈性,但有一部分受遗传因素影响的痤疮会比较顽固、严重和持续,甚至发展为聚合性痤疮,影响美观,留下痘印甚至永久性瘢痕,会对生活、学习和工作造成困扰。所以发生痤疮后建议尽早干预，尽早控制。

虽然绝大部分人经历过痤疮，但是严重程度各异。目前发现痤疮的严重程度主要与基因、精神因素、内分泌失调和个人生活习惯密切相关。人体长期处于高度精神紧张状态时，易导致过度劳累、睡眠质量下降和睡眠时间不足，这些都会加速皮脂腺旺盛分泌，从而诱发青春痘。

个人肤质与个人遗传背景相关，油性皮肤者皮脂腺分泌旺盛，更易发生痤疮。油性皮肤者如果保养不当（使用了油性过大的保养品），更易阻塞毛囊，使皮肤油脂分泌难以排泄而形成痤疮。

在青春期，内分泌激素波动较大，特别是雄性激素分泌增多，会导致皮脂腺分泌旺盛，更易产生痤疮。

虽然基因和激素波动带来的影响难以改

变,但针对以上会诱发和加重痤疮的因素,可以在日常生活中养成良好的生活习惯,保持愉悦的心情,并进行恰当的护肤保健。

在饮食上,比起具体的食物种类,更要注意食物的做法。建议多吃一些新鲜的水果和蔬菜。在痤疮严重时,要避免进食辛辣、油炸类、烧烤类食物,减少糖和油脂的摄入,拒绝抽烟和饮酒。

在生活上,每天要保证充足的睡眠时间,尽量不要熬夜,同时也要多进行体育锻炼,以增强自身的免疫力和新陈代谢能力。保持良好的心态,及时调整精神压力和负面情绪。还要注意个人卫生,勤洗澡、洗头,勤换毛巾、衣物、床单,每日做面部清洁。

戴张晗

偏头痛就是一侧头痛吗?

偏头痛是一组以反复发作的偏侧头部疼痛为主要特点的神经系统疾病。但是偏头痛并不总是一侧头痛。相对地,一侧头痛的疾病也并不一定是偏头痛,还可能是其他神经系统疾病。偏头痛在全球范围内的患病率非常高,常有遗传背景,在患有癫痫、抑郁症、哮喘、焦虑、卒中和其他神经遗传性疾病的人群中,偏头痛更为常见。控制不佳的长期偏头痛会严重影响生活、社交和精神心理,甚至可能导致焦虑症和抑郁症。相对于普通人群,炎症性肠病患者发生偏头痛的情况会更常见。一些研究表明,炎症因子和免疫介导的反应可能对偏头痛的发病有一定的影响。炎症性肠病患者本身的炎症和免疫异常可能会增加偏头痛的发生风险。因此,有必要了解并预防偏头痛。

偏头痛多起病于青春期,少部分可在儿童期发病,到中青年期达发病高峰,这个年龄段发作频繁、症状剧烈,严重影响工作和生活。偏头痛患者中,女性明显多于男性,女性患者是男性的 2～3 倍。偏头痛的发生除有遗传易感性之外,还与神经细胞兴奋性紊乱以及内分泌激素波动有关。青春期女性发生的偏头痛常呈现月经期发作的规律。

偏头痛的最主要症状是头痛,有反复和间断发作的特点。每次发作时开始常为隐约疼痛,逐渐变为搏动性疼痛,活动时疼痛加重,还可从头的一侧转移至另一侧,累及头前部或整个头部。在头痛发作时,对光线、噪声和气味敏感,并且头痛的症状可能会加重。

头痛时,还经常伴随消化道症状,包括恶心、呕吐、胃部不适、食欲差、腹部疼痛和腹泻等。有些患者在头痛时有明显的头晕、疲劳、冷热感觉异常等。少部分偏头痛患者在发作时会有眼部症状,主要包括视物模糊、视觉障碍等。严重的患者还会出现四肢无力和运动障碍。

大多数患者每次头痛持续约 4 小时,但严重者可持续超过 3 天。偏头痛的发生频率因人而异,每月发生 2~4 次较为常见,但有些患者每隔几天就会发生偏头痛,也有些患者一年仅发生一两次。

目前,偏头痛尚不能通过药物治愈。大部分患者的偏头痛有一些诱发因素,因此关注诱因,在日常生活中尽量避免可疑的诱发因素,是偏头痛防治的最重要手段。

来自工作或生活的压力、紧张、情绪不稳定,面对突发事件后的应激和应激后放松都可以诱发偏头痛。睡眠不足或睡眠过多也可能诱发偏头痛。过于强烈的体力活动也会诱发偏头痛。因此，及时调节生活和工作的压力，放松心情，规律作息，适度运动和优质睡眠，可以减少偏头痛的发生。

部分饮食被发现可能会增加偏头痛的发生率。比如奶酪、深度加工的肉类（香肠、火腿肠等）、腌制食品、巧克力、葡萄酒以及咖啡因含量高的饮料，均可诱发偏头痛。饮食不规律，喜食辛辣刺激的食物，都可能诱发偏头痛。清淡饮食、少吃深加工的食物、少饮酒、少食用咖啡因，可以一定程度避免诱发偏头痛。

部分患者对环境因素比较敏感。比如天气或气压骤变也可诱发偏头痛。强烈的光线、响亮的声音、浓烈的气味（香水、油漆味、二手烟等）均可诱发偏头痛。尽量避免接触过于刺激的环境因素可能减少偏头痛的发作。

有些药物,比如口服避孕药和血管扩张剂(如硝酸甘油),也可加重偏头痛。

偏头痛的治疗主要是对症治疗,包括止痛和对伴随症状的治疗。非特异性镇痛药,包括对乙酰氨基酚和布洛芬,都可以用于镇痛治疗,炎症性肠病患者短期使用这两种药物也较安全。其中最安全的是对乙酰氨基酚。阿片类镇痛药可用于中重度偏头痛,但因为药物有成瘾性,故需要谨慎应用。治疗偏头痛的特异性药物有麦角类制剂和曲普坦类药物,用于常规镇痛药对中重度偏头痛患者疗效欠佳的情况。新发偏头痛、发作时间长、用药效果不佳、伴随症状明显的偏头痛患者,需要及时就诊。

戴张晗

贴士 42

破伤风的预防

生活中难免会有磕磕碰碰，如果出现皮肤破损，伤口被污染，可能会引起细菌感染。其中，破伤风梭菌感染引起的一系列症状就是我们俗称的破伤风。

破伤风梭菌多存在于泥土、人和动物的粪便里及铁锈中，通过皮肤或黏膜上的伤口侵入人体，其主要发生在窄而深的伤口和被污秽物掩盖的大面积创伤。破伤风梭菌是厌氧细菌，在缺氧环境下生长繁殖，产生破伤风痉挛毒素，导致一系列症状发生。最常见的临床表现有牙关紧闭、阵发性痉挛、颈项强直使头后仰、躯干向背侧扭曲成弓形等，疾病进展严重时可导致患者死亡。

人对破伤风无自然免疫，因此做好预防工作很重要。预防接种是最重要的预防措施。目前，破伤风疫苗使用安全，不良反应少。我国已经将破伤风疫苗纳入儿童免疫计划中，最常使用的是与白喉类毒素、百日咳菌苗混合成三联疫苗（百白破）。破伤风疫苗由破伤风外毒素经减毒制成，接种后可诱导机体产生针对破伤风毒素的免疫力。

尽管疫苗接种可以诱导身体对破伤风毒素产生一定免疫力，但是这种免疫力会随着年龄增长而逐渐下降。有数据显示，大约只有60%成人对注射破伤风毒素存在长期的免疫力。因此，不能因为曾经注射过疫苗就对破伤风放松警惕。对青少年，还可以进行破伤风疫苗的加强注射。对部分特殊职业和易受创伤人群，还可以再次进行加强注射。

除疫苗接种可以防患于未然外，一旦受

伤不能存侥幸心理,妥善的伤口处理和及时注射破伤风针能进一步降低破伤风的发生风险。

伤口窄而深(如穿刺伤)、有泥土或异物污染、大面积创伤、烧烫伤、坏死组织多、局部组织缺血等情况易产生缺氧环境,有利于破伤风梭菌定植和生长繁殖。因此,受伤后要尽早处理伤口,改变伤口局部的缺氧环境,并尽可能地减少破伤风梭菌的定植。

首先应对伤口进行清创消毒。比如用医用过氧化氢溶液(俗称双氧水)冲洗伤口,清除异物,用碘酊消毒。伤口出血在压迫止血后不可密闭伤口,创伤处可覆盖纱布但不宜包扎过紧过厚。对于自己难以处理的伤口,应尽快到医院处理。一定不能使用各种"土办法"(比如用泥土、香灰、柴灰等敷伤口),否则更易致病。

一些较深或污染严重的伤口,即使经清

创和伤口处理,感染破伤风的风险仍然较大,因此还应该注射破伤风针。不同于破伤风疫苗,受伤后注射的破伤风针主要有两种,正规名称分别为"破伤风抗毒素"和"破伤风免疫球蛋白"。

破伤风抗毒素是马免疫血清蛋白,是一种抗体,可以直接中和体内的破伤风毒素,避免破伤风毒素侵袭神经细胞。在晚期破伤风毒素已经与神经细胞结合后,再注射破伤风抗毒素就难以收效,因此推荐在受伤后24小时内注射。因为破伤风抗毒素是一种来自马的免疫血清蛋白,具有抗原性,所以过敏率较高(5%~30%)。在使用破伤风抗毒素前需要做皮试,若皮试结果呈阳性,则需脱敏注射。

破伤风免疫球蛋白是采集对破伤风类毒素免疫者的血浆或血清制成的,其一般没有注射不良反应,尤其适用于对破伤风抗毒素过敏的患者,在注射后可即刻产生免疫效果,但持续时间较短,免疫时间为 2～3 周,可以用于伤口感染 24 小时以上的患者。

破伤风的潜伏期通常为 7 天,约 90% 的患者在受伤后 2 周内发病。因此,如果受伤后两周内无特殊表现,一般可以认为度过了患破伤风的高危期。

炎症性肠病患者的破伤风预防与普通人群并无不同:按时做好疫苗接种,平时注意避免受伤;伤后及时清创就医,并注射破伤风针预防发病。

戴张晗

贴士 43

丙肝的预防

乙肝,想必大家都不陌生,但对于肝炎家族的另一成员——丙肝,大家或许了解相对少些。同乙肝一样,慢性丙肝病毒感染也是发生肝硬化、肝癌的重要原因之一。乙肝和丙肝是两种不同的肝炎病毒引起的感染。丙肝主要通过血液传播。

急性丙肝感染可有全身乏力、食欲减退、恶心、肝区不适等非特异性症状。大部分患者无明显症状,表现为隐匿性感染。少数患者会表现为低热、肝脾肿大、黄疸等。慢性丙肝感染进展通常比较缓慢,但合并特殊危险因素,如感染年龄大于 40 岁、合并糖尿病、嗜酒、合并感染乙肝或艾滋病等,可加速疾病进展。

　　根据大规模流行病学数据,丙肝现阶段主要的传播途径包括:①经破损的皮肤或黏膜传播,例如非一次性使用的注射器和针头,未经严格消毒的侵袭性操作器械,及修足、纹身等;②母婴传播;③性接触传播:与丙肝患者性接触和拥有多个性伴侣等都会增加丙肝的发生风险。

　　现有研究提示,炎症性肠病人群的丙肝感染率与普通人群并没有显著差别,部分研究结果甚至提示炎症性肠病人群的感染率更低。但炎症性肠病患者需要长期使用免疫抑制类药物,如免疫抑制剂、生物制剂或者小分子药物等。因此,炎症性肠病患者做好预防十分重要。

　　与乙肝不同,丙肝迄今没有有效的疫苗,大家该如何更好地保护自己呢?

　　避免直接接触感染源:丙肝主要通过血

液传播,避免直接接触感染源可以有效预防病毒传播,避免高危行为,譬如纹身、修足等;如果要进行侵袭性操作,如口腔科检查操作、内镜检查等,务必选择正规医疗机构。

避免共用个人卫生用品:丙肝病毒可以通过污染的个人卫生用品传播,如牙刷、剃刀等,避免共用个人卫生用品可以减少感染的机会。

避免高危性行为:性行为是丙肝传播的重要途径之一,正确使用安全套可以降低感染的风险。

定期筛查:对高危人群要定期监测丙肝抗体。另外,在使用免疫抑制剂和(或)生物制剂之前和过程中,医生会安排定期进行丙肝筛查,一旦发现抗体阳性,进一步完善丙肝 RNA 检测,必要时积极进行抗病毒治疗。

陆君涛

贴士 44

戊肝的预防

戊肝是由戊型肝炎病毒引发的急性传染病,是常见的病毒性肝炎之一。戊型肝炎病毒主要通过粪口传播,感染方式包括饮用被污染的水、食用被感染的生食物、与被感染者直接接触等。戊肝通常表现为急性肝炎,症状包括乏力、食欲减退、恶心、呕吐、上腹疼痛、发热等。大多数患者经过几周或几个月的治疗和适当护理后,可以完全康复。

炎症性肠病是免疫功能异常引发的一组肠道慢性炎症性疾病,虽然目前的研究表明炎症性肠病人群的戊肝感染率与普通人群无差别,但炎症性肠病患者的免疫系统受损,可能更易受到病毒感染;另外,治疗过程中使用激素、免疫抑制剂或生物制剂可以减轻炎症性肠病患者的症状,但也会降低身体对病毒的免疫反应,增加感染的风险。

戊肝通常为自限性疾病,部分患者甚至不治疗也能康复,大部分戊肝患者急性起病,症状通常轻微,急性感染过程之后可以完全康复。然而,对于某些群体,如孕妇、免疫系统功能低下的个体和慢性肝病患者,戊肝可能出现严重的症状并可能导致死亡;而炎症性肠病患者由于使用免疫抑制类药物,如激素、免疫抑制剂、生物制剂或者小分子药物等,部分患者处于免疫抑制状态。因此,对于高危人群及时诊断和治疗非常重要。

◇ **戊肝的预防措施**

注意个人卫生:保持良好的个人卫生习惯。勤洗手,包括使用洗手液或消毒液洗手。

用水卫生：避免饮用未经处理的水。饮用纯净清洁的水，饮用前需煮沸，以及使用清洁的水处理食物，保持家里的供和（或）饮水用具卫生。

饮食卫生：食物需充分清洁，避免生食，建议煮熟、煮透，特别是肉类、内脏、水产品等；砧板、刀具等厨房用具建议按照处理生食和熟食分开，使用后注意清洁，必要时进行消毒。

接种疫苗：对于特定的戊肝感染高风险人群，如畜牧业养殖者、疫区旅行者等，或感染戊肝后易重症化的人群，如慢性肝病患者、老年人，应该接种戊肝疫苗来提高免疫力和预防感染。

炎症性肠病患者应定期进行筛查，如果出现原因不明的丙氨酸氨基转移酶升高和（或）有肝炎临床症状（乏力、发热、黄疸、恶心呕吐等），原有慢性肝炎患者出现原因不明的丙氨酸氨基转移酶升高和（或）有肝炎临床症状，长期与戊肝患者生活，都需要筛查戊肝抗体，必要时还需要检测戊肝 RNA 或戊肝抗原。尽管现有研究表明炎症性肠病治疗不会增加戊肝感染的风险，但我们仍建议患者在使用激素、免疫抑制剂或生物制剂治疗前及治疗过程中定期筛查戊肝，排除急性感染的可能。

陆君涛

贴士 45

骨质疏松的预防与治疗

骨质疏松是一种常见的全身性代谢性骨病,以单位体积内骨量减少及骨微结构改变为特征,简单来说就是骨脆性增加、易骨折等。骨质疏松早期可以没有临床症状,但随着疾病进展,会逐渐出现腰酸背痛、四肢酸痛乏力、驼背、脊柱变形,甚至骨折。

◇ 骨质疏松的危险因素

对于普通人群来说,高龄、女性绝经是骨质疏松最主要的危险因素;但对于炎症性肠病人群却远不止这些。炎症性肠病人群的骨质疏松和病理性骨折发生率显著高于普通人群,其主要原因有以下几个方面。

(1)长期全身炎症状态(炎症因子水平过高)影响骨骼与肌肉的正常代谢。

(2)营养状态差:炎症性肠病患者大多存在营养问题,这可能是由多方面原因造成的,恶心、呕吐、腹痛、腹泻的消化道症状可能影响患者正常的饮食摄入;部分患者因控制疾病需要使用特殊的饮食治疗(完全或部分肠内营养);小肠疾病活动以及部分小肠切除可能影响患者的营养元素吸收(如钙等)。

(3)糖皮质激素的使用:糖皮质激素能够有效诱导炎症性肠病的疾病缓解,但长期全身应用糖皮质激素也会带来诸多副作用,比如骨质疏松。

(4)维生素D缺乏:对炎症性肠病患者来说,维生素D缺乏是多种因素综合作用的结果,如肠道吸收功能障碍、摄入不足、日照时间短等。

（5）缺乏锻炼：锻炼主要通过机械负载保持骨骼和肌肉的生物力学特性。乏力、腹痛、关节不适、腹泻等都会导致炎症性肠病患者无法进行适当的体育锻炼。

◇ **骨质疏松的预防措施**

根据炎症性肠病患者发生骨质疏松的诱因，可以将预防措施分为两个方面，一是控制原发疾病，二是纠正不良生活习惯。

1.控制原发疾病

炎症性肠病患者预防骨质疏松，最重要的是积极配合医生的治疗，采取最有效的方式控制肠道原发疾病，降低全身炎症负荷的同时尽可能恢复肠道原有的功能。虽然长期使用糖皮质激素可能导致骨质疏松，但病友们也不用"谈激素色变"，因为激素能够快速缓解炎症，降低体内炎症因子水平；并且在临床上，激素作为诱导缓解的药物，不会长期使用,如若大家重视其他可干预的风险因素,就能将激素导致骨质疏松的风险降到最低。

2.纠正不良生活习惯

预防骨质疏松的另外一个方面就是纠正不良生活习惯。

戒烟戒酒:烟草中的尼古丁会降低肠道钙吸收,烟碱可抑制成骨细胞,刺激破骨细胞活性;而酒精在抑制骨细胞正常代谢的同时,还会影响钙吸收,加快骨骼钙流失,这对本就易发生骨质疏松的炎症性肠病患者可以说是雪上加霜。

补充足够的钙和维生素 D:在疾病允许的条件下增加钙和维生素 D 的摄入,必要时可使用相关营养补剂或药物。

适度活动:增加户外活动,增加日照时间,同时保持规律的适当负重及肌肉强化运动。具体的运动方式包括:①负重的有氧运动,比如散步、舞蹈、爬楼、园艺劳动等;②柔

韧性训练,也就是我们平时说的拉伸运动;
③包括器械运动在内的力量训练。但是,需
要避免冲击性或对抗性较强的剧烈运动。

　　定期随访:进行定期随访和健康评估是
预防骨质疏松的重要措施。医生可以根据患
者的具体情况进行评估,监测骨密度和身体
状况,并调整治疗方案。必要时,可在专科医
师指导下加用抗骨质疏松药物。

　　　　　　　　　　　　陆君涛

贴士 46
口腔卫生的重要性

炎症性肠病是一类慢性消化系统疾病，包括克罗恩病和溃疡性结肠炎。这些疾病会引起消化系统炎症和溃疡形成，导致腹痛、腹泻和营养吸收问题等一系列不适症状。然而，有些患者可能对口腔卫生并不重视，殊不知良好的口腔卫生对于控制炎症性肠病的发作和预防并发症至关重要。

近期研究表明，口腔卫生与炎症性肠病的发展有一定的关联。炎症性肠病患者需要长期服用抗菌药物、免疫抑制剂以及类固醇类药物等，这些药物可能会导致口腔微生物群紊乱，增加口腔炎症的发生风险。此外，炎症性肠病会使人体免疫系统处于高度激活状态,导致口腔炎症反应增加。因此,良好的口腔卫生可以减少这些不良影响,有助于控制疾病的发展。

◇ 控制炎症性肠病与管理口腔卫生

对炎症性肠病患者,可以采取以下措施做好口腔卫生管理。

控制炎症反应:炎症性肠病患者病情的加重往往伴随着全身和局部炎症反应的增加。炎症反应不仅可以损害消化系统,还可能引发其他健康问题。定期刷牙、使用牙线等简单的口腔卫生操作可以减少口腔中的细菌和炎症因子,有助于减轻全身炎症负荷。

减少感染风险:炎症性肠病患者可能因为免疫系统受损而更易发生感染。不良的口腔卫生会增加口腔和牙齿感染的风险,这些感染可以进一步扩散到全身,对整体健康造成威胁。

促进营养吸收：炎症性肠病会影响消化系统功能，导致营养吸收问题。健康的口腔有助于更好地研磨和消化食物，促进营养吸收。

◇ **口腔卫生建议**

以下是对炎症性肠病患者口腔卫生的一些建议。

（1）早晚刷牙：刷牙能够有效清除牙菌斑，避免龋齿和牙周疾病；用舌刷同时清洁舌背部可明显改善口腔异味。

（2）使用漱口液：使用口腔漱口水或含漱口水，有助于清洁口腔，减少细菌。

（3）勤换牙刷：为防止牙刷藏匿细菌，一般应3个月左右更换牙刷。若刷毛发生弯曲或倒伏，则会对口腔的软硬组织造成损伤，需要立即更换。

（4）提倡选择牙线或牙间刷辅助清洁牙间隙：刷牙时牙刷刷毛不能完全伸及牙间隙，如果在每天刷牙的同时，配合使用牙线或牙间刷清洁牙间隙，则可以达到彻底清洁牙齿的目的。

（5）提倡选择含氟牙膏：根据口腔健康需要选择牙膏，提倡选择含氟牙膏预防龋齿，科学用氟有助于全身健康。

（6）建议戒烟：吸烟有害健康，建议戒烟。

（7）定期口腔检查：建议每年至少进行一次口腔检查，每年洗牙一次。如果口腔出现不适、疼痛、牙龈出血、异味等症状，及时就诊；如有牙齿缺失需及时补牙，建议前往正规医疗机构进行口腔医疗保健及治疗。

良好的口腔卫生对于控制炎症性肠病发展和预防并发症非常重要。定期刷牙、使用牙线、洗牙和定期口腔检查都是维持良好口腔健康的关键步骤。保持良好的口腔卫生，可以改善炎症性肠病患者的生活质量，并为患者疾病管理和整体健康提供帮助。

陆君涛

贴士 47

眼干燥症的预防

常听人抱怨眼睛酸涩不已,"玻璃酸钠""人工泪液"似乎已经逐步成为打工人的办公桌必备用品。眼干燥症,顾名思义,是指眼睛觉得干涩;用专业词汇进行定义是指有泪液的质、量级动力学异常导致的泪膜不稳定或眼表微环境失衡,主要症状有干涩感、异物感、烧灼感、痒感眼红、畏光、视物模糊、视力波动、视疲劳,及不能耐受有烟尘的环境等。

眼干燥症是由多种因素导致的,除屈光性角膜手术等手术因素外,非手术因素主要包括:①生活行为相关:长时间使用视频显示终端、睡眠不足、长期佩戴角膜接触镜(隐形眼镜)、不良的化妆习惯、吸烟、无防护的户外活动等;②室内环境相关:长时间处于供暖或空调制冷环境等;③饮食相关:高脂饮食、过量饮酒等。

眼部病变是炎症性肠病最常见的一种肠道外反应。患者的免疫系统常常处于过度活跃状态,并产生大量的炎症介质。这些炎症介质可能会影响眼睛的液体平衡,导致眼部表面干燥,并引发干眼症。此外,炎症性肠病患者需要接受长期抗炎治疗,如糖皮质激素及抗菌药物等,这些药物也可能造成眼部干燥的副作用。

除增加睡眠时间、戒烟限酒、户外活动时佩戴防紫外线的墨镜、注意局部环境加湿之外,还有哪些措施可以预防干眼症呢?

视频显示终端相关干眼:减少使用电子设备的时间,在使用电子设备期间穿插眼部休息(观看视频终端20分钟后注视6米外物体 20 秒);可以进行眨眼和"盲工作"练习。眨眼练习是指正常闭眼 2 秒,再次正常闭眼 2 秒,然后紧紧闭合眼睑 2 秒。"盲工作"练习是指在不需要视物时闭上双眼。

角膜接触镜相关干眼:停止佩戴角膜接触镜,如果有特殊原因必须佩戴,则应注意选择具有良好湿润性的日抛型角膜接触镜,并养成良好的佩戴和护理习惯。

饮食相关干眼:推荐地中海饮食结构,提倡每天摄入包括维生素、类胡萝卜素、ω-3 脂肪酸在内的微量营养素。避免长期使用脂肪含量较高的食物,如肥肉、内脏、奶油制品等。

炎症性肠病患者若出现眼部干燥不适的症状,如眼痛、灼热感、视力模糊、眼睛疲劳等,建议咨询眼科医生进行进一步评估。眼科医生可能会进行眼部检查,评估泪液产生情况以及眼睛表面的状况,并根据检查结果制定相应的治疗方案以缓解干眼症症状。缓解干眼症的重要措施还有维持良好的眼部卫生,保持适度的室内湿度,避免长时间用眼和过度暴露于干燥环境等。

陆君涛

贴士 48

心律失常的预防

心律失常是一个比较大的概念,包括我们所说的心动过速、心动过缓、心律不齐和心脏停搏,通常是由于心脏起搏和传导功能紊乱而导致心律改变,简单来说就是心脏"乱跳",是临床最常见的心血管表现之一,往往无明显的临床表现。轻症的心律失常患者可能会出现心慌、心悸、胸闷、气喘、活动耐量下降等症状;严重者可能出现呼吸困难、黑蒙、晕厥,甚至心室停搏或颤动造成心源性猝死。

研究表明,炎症性肠病患者发生心律失常的概率略高于普通人群,具体情况因个体差异而异。炎症性肠病患者发生心律失常的原因主要有三个方面。①炎症反应：炎症性肠病是一种慢性、持续性肠道炎症疾病，炎症反应引起的电解质紊乱，如低钾、低镁等，都是心律失常的风险因素，对心脏产生负面影响；②药物治疗：炎症性肠病患者的治疗过程通常需要使用抗炎药物和免疫抑制剂，而一些研究表明，某些免疫抑制剂与心律失常发生率增加呈正相关，会对心脏产生影响；③自主神经系统紊乱：炎症性肠病患者常伴随自主神经系统功能紊乱，如交感神经活性增加和副交感神经活性降低，这种紊乱可能导致心脏节律异常。然而，上述这些原因具有个体差异性，并非所有的炎症性肠病患者都会发生。每个患者的情况都是独特的，心律失常的风险因素也因人而异。

◇ **哪些因素会导致心律失常呢？**

生理因素：情绪紧张、焦虑或者饮用咖

啡、浓茶等饮料后可能会诱发心动过速;而长期坚持体育锻炼或从事体力活动的人心跳往往较慢。

心脏疾病:包括各种功能性或器质性心血管疾病。冠心病是最常见的可能发生心源性猝死的疾病。

其他疾病:部分严重的非心脏疾病也可能导致心律失常,如甲状腺功能亢进或减退、严重贫血、重症胰腺炎等。

部分药物:如抗心律失常药物、某些抗菌药物等也可引起心律失常。

◇ **如何预防心律失常?**

结合心律失常的以上诱因,我们来谈谈如何预防心律失常。

保持良好的生活方式,避免饮用咖啡、浓茶、酒等,适当控制热量摄入,注意膳食平衡,保持情绪稳定及心态平和,定期进行强度适宜的锻炼,避免熬夜或过度疲劳。

生病服药前要咨询专业的医生,避免根据经验自行使用药物,部分感冒药、抗菌药物(如左氧氟沙星等)可能导致心律失常的发生。

规律体检,特别是具有高危因素的患者,如肥胖、糖尿病、高血压、冠心病、心血管疾病家族史者,一旦发现心电图异常,一定要到正规医疗机构的心内科就诊,并在医生的指导下规范治疗和随访。

对于炎症性肠病患者,重要的是维持良好的炎症控制、定期监测心脏功能,并与医生密切合作,以确保整体健康。

陆君涛

阿尔茨海默病的预防

　　阿尔茨海默病,俗称"老年痴呆",是一种主要发生于老年群体的神经退行性疾病。其起病往往较隐匿,伴随认知功能减退和人格障碍持续进展,病程通常为 5～10 年。目前,阿尔茨海默病的病因尚不明确,最主流的说法是与脑内某种或者某几种蛋白异常沉积有关。流行病学研究显示,阿尔茨海默病患者的主要危险因素包括年龄、阳性家族史及载脂蛋白 E 基因型三个方面。随着年龄的增长,阿尔茨海默病的患病率逐渐增高。如果家族中有先证者(阳性患者),则一级亲属的患病风险显著增高。研究显示,女性的发病风险明显高于男性。

炎症性肠病与阿尔茨海默病是否有直接联系，目前尚未有定论。虽然炎症性肠病是一种肠道炎症性疾病，但是病症可累及全身。其与大脑健康和功能的关系已经引起了研究人员的关注。有理论认为，炎症性肠病可能会影响脑部健康和认知功能；另外，炎症性肠病患者常伴随肠道菌群失调，这可能与大脑炎症和阿尔茨海默病的发展有关。

阿尔茨海默病早期患者症状比较轻微，记忆障碍是比较典型的症状，早期以近记忆力受损为主，记不住近期发生的事、说过的话、见过的人等，但年代久远的记忆依然相对清楚。这阶段患者的症状易被忽略或被认为是单纯的记忆力减退。随着疾病进展，患者会出现定向力障碍，如对时间感到糊涂、易迷路，甚至在非常熟悉的环境中也不能到指定的地方等。在这个阶段，患者的情绪通常会受到影响,可能出现情绪激动、易激惹、焦虑等。疾病晚期,患者可能出现判断力和认知能力完全丧失,幻觉和幻想更为常见。

尽管目前尚无特效的治疗方法预防、逆转或阻止阿尔茨海默病患者病情进展,但采取积极的分级预防策略对于延缓患者日常生活质量下降仍是十分重要的。目前,阿尔茨海默病的分级预防策略主要包括两个级别。

"一级预防",也被称为"病因预防"。在阿尔茨海默病的场景下,"一级预防"主要指保持良好的生活方式,尽可能降低疾病发生风险。具体措施包括:①增加脑力活动,根据兴趣做智力游戏、书画、音乐等,保持大脑活跃,减缓年龄相关智能减退;②坚持进行强度适宜的锻炼;③调整饮食结构:增加不饱和脂肪酸的摄入,炎症性肠病患者在明确无狭窄性病变且疾病稳定的情况下适当增加纤维素摄入;④控制高血压、糖尿病、房颤等基础疾病;⑤保持情绪稳定及心态平和;⑥避免脑部外伤等。

"二级预防"是指在疾病前期早发现、早诊断、早治疗。阿尔茨海默病起病隐匿,早期症状往往被归结为年纪大了健忘。研究显示,只有不到 50% 的患者进行过正规的诊断,而接受正规治疗的患者的比例则更小。目前,用于治疗阿尔茨海默病的药物主要有多哌齐特、美金刚等。如果患者出现情绪症状,也可酌情加用抗焦虑、抗抑郁药物。此外,心理社会治疗是对药物治疗的补充。鼓励早期患者参加各种社会活动和日常生活活动,尽可能维持其生活自理能力,有助于延缓衰退速度,过程中需注意防止意外的发生。对阿尔茨海默病患者加强护理也是极为重要的,对于绝大多数患者来说,疾病中后期都需要他人仔细耐心地看护和照料。

陆君涛

贴士50

肾结石的预防

　　肾结石是泌尿系统最常见的疾病之一，是指晶体物质（如钙、草酸盐、尿酸盐等）与有机基质结合沉积于肾脏，结石多为含钙结石，其中最常见的是草酸钙结石。男性发病多于女性，并且其多发生于青壮年。肾结石的形成及生长快慢影响因素有很多，主要包括：①尿液中结石成分增加，这多由基础疾病造成，例如甲状旁腺功能亢进、高尿酸血症等；②饮食因素；③尿液浓缩，饮水过少或高温环境下人体水分过度蒸发可能导致尿液浓缩，尿液中结石成分过饱和，进而形成结石；④药物；⑤泌尿系统疾患，如泌尿系统感染、异物、先天结构异常等;⑥种族与遗传因素。肾结石的常见表现包括肾区疼痛和血尿,疼痛较轻时可仅表现为上腹和腰部酸胀,但如果较小的结石进入肾-输尿管移行的狭窄处就可能造成剧烈的肾绞痛或钝痛。

研究显示,炎症性肠病患者的肾结石患病率比普通人群高,约为 12%～38%,特别是既往有肠道手术史的患者。从结石成分来看,炎症性肠病患者的结石多为尿酸结晶或草酸钙结石。这是由于炎症性肠病患者排便次数多,碱性成分易通过肠道丢失,尿液 pH 较低;部分有结肠手术史的患者由于肠道水分吸收障碍,尿量较常人偏少。以上两个因素会导致尿液中尿酸浓度显著增加,进而形成尿酸结石。由于肠道功能受损,炎症性肠病患者往往存在肠道草酸吸收障碍,尿液中草酸含量异常增高,因而草酸结石的发生风险也较高。肾结石可以通过尿常规、血常规、

B超和CT等检查手段进行确诊。通过B超检查可以确定结石的大小、数量等。通过CT检查可以了解肾脏大小、轮廓、肾结石、肾积水、肾实质病变情况,还能鉴别肾囊肿或肾积水,对因结石引起的急性肾功能衰竭有助于确立诊断。

◇ **炎症性肠病患者如何预防肾结石呢?**

多饮水,勤排尿:大量饮水有助于稀释尿液中的结石成分,降低结石的发生风险。

合理膳食:长期大量摄入动物蛋白和食盐可能导致尿钙和尿酸含量增加,进食草酸含量高的食物可能导致尿酸通过尿液排泄增加,因此炎症性肠病患者在安排饮食时要注意食物搭配,避免偏食。

及时就医:如果发生泌尿系统基础疾患,应及时就医治疗,譬如控制尿路感染、解除尿路梗阻等。

　　炎症性肠病患者应积极配合医生的治疗,控制肠道原发疾病。由于炎症性肠病患者腹泻次数多、肠道吸收功能障碍,都是炎症性肠病患者肾结石发生的可能机制,因此维持原发疾病稳定也能在一定程度上防止肾结石的发生。

陆君涛

贴士 51

不容小觑的糖尿病前期

糖尿病前期是糖尿病发病前的过渡阶段,是血糖处在正常水平与糖尿病性高血糖间的状态,主要包括空腹血糖受损、糖耐量异常以及两者的混合状态。与血糖正常水平者相比,糖尿病前期患者发生糖尿病的风险明显增高。由于糖尿病前期患者的血糖水平尚达不到糖尿病标准,所以往往会被大家所忽视。调查显示,随着国民生活水平的提高,我国糖尿病前期的患者群体比糖尿病更为庞大,成人中糖尿病前期的患病率约为35.7%,并呈逐年上升趋势。

糖尿病前期虽然还不是糖尿病,但带来

的危害一样都没少。研究显示,糖尿病前期患者的心脑血管疾病、微血管病变、肿瘤、痴呆、抑郁的风险都显著增高。虽然少部分糖尿病早期患者会自然转归到正常血糖状态,但大多数患者还是需要定期地进行血糖监测,必要情况下通过适当的干预方法使血糖水平逆转为正常。有数据显示,早期干预可使其维持在糖尿病前期,预防或延缓其进展为糖尿病。

炎症性肠病与糖尿病前期之间的关联目前还没有充分的研究证据。然而,炎症性肠病本身可能与一系列代谢相关问题有关,其主要原因是过度补充营养、使用激素等。这些代谢问题可能增加炎症性肠病患者患糖尿病前期或糖尿病的风险。

因此,对于炎症性肠病患者,建议尽早采取措施来预防糖尿病前期。糖尿病前期的干预主要包括生活方式干预和药物干预。而生活方式干预是预防糖尿病的基石,不论是否配合药物,生活方式调整都始终贯穿糖尿病前期干预的整个过程。

健康膳食:均衡的饮食对于维持健康的血糖水平是至关重要的。建议减少高糖、高脂和加工食品的摄入,并增加蔬菜、水果和全谷类食物的摄入。降低饱和脂肪酸的摄入比例(小于 30%),可以采用不饱和脂肪酸替代,比如植物油、鱼油等。注重营养物质搭配,减少精制碳水,尽量选择低血糖负荷食物。

适度运动:适度的体育锻炼有助于提高胰岛素敏感性,降低血糖水平。选择适合自己的有氧运动和力量训练,并坚持每周进行。推荐每日 30 分钟以上的中高强度体育运动,运动方式则建议有氧与无氧相结合。有氧运动指快走、慢跑、骑行、游泳、跳健身操、练太极拳、打乒乓球、打羽毛球等。无氧运动又称抗阻运动,俗称"撸铁",可以采用自重或借助器械,在规律有氧运动的同时,建议每周至少2次抗阻训练。

定期监测血糖:对于炎症性肠病患者,定期监测血糖水平是很重要的,以及时发现任何血糖异常。

需要注意的是,以上建议是一般性的预防措施;另外,还需根据每位炎症性肠病患者的个体情况和医生建议,对预防糖尿病前期的具体措施进行调整。因此,对于炎症性肠病患者来说,积极随访、定期复诊、与医生讨论并得到个性化的管理方案,都是非常重要的。

陆君涛

贴士 52

胃癌的预防与筛查

根据世界卫生组织的数据，我国是胃癌的高发国家之一。胃癌是我国最常见的恶性肿瘤之一，也是导致人群死亡的主要肿瘤之一。根据我国 2018 年恶性肿瘤统计数据，胃癌在我国的发病率为每 10 万人中有 22.8 例；死亡率也相对较高，每 10 万人中有 17.1 例。

胃癌的发病率与多种因素相关，包括饮食习惯、菌群感染、遗传因素等。我国有些饮食习惯与胃癌的发病有一定的关联，比如摄入高盐、腌制、富含亚硝酸盐的食物，以及新鲜蔬菜水果的摄入少等，被认为是胃癌发病的重要原因。

通常认为炎症性肠病患者胃癌发生率略高于普通人群。炎症性肠病本身引发的慢性炎症和长期使用免疫抑制剂等治疗药物可能增加患者发生胃癌的风险。此外,炎症性肠病患者在饮食和营养方面存在一些限制,可能缺乏一些对抗癌症的营养物质,也可能对胃癌的发病有一定的负面影响。

结合以上危险因素,我们应当如何预防胃癌呢?

◇ 健康饮食、戒烟限酒

改变不良的生活及饮食习惯,戒烟戒酒,减少食盐及熏制食品的摄入,以摄入低脂肪、富含蛋白质、碳水化合物、微量元素和维生素的食物为原则合理搭配膳食,保持良好的饮食卫生习惯。

◇ 预防幽门螺杆菌感染

据研究,在我国,幽门螺杆菌感染是胃癌

的高危因素,幽门螺杆菌感染诱发的炎症与胃黏膜萎缩和(或)肠上皮化生的发生发展关系密切,根除幽门螺杆菌可延缓甚至逆转上述病变,降低胃癌的发生风险。

◇ **定期筛查**

对于无法干预的危险因素,如有胃肠道基础疾病、家族史,建议加强胃癌筛查,尽量做到早发现、早治疗。

关于胃癌的筛查,首先是确定筛查对象,建议以 40 岁为胃癌筛查的起始年龄,一级亲属中有胃癌患者的可根据情况提前开始筛查。根据我国胃癌的流行病学情况,符合以下第 1 条和第 2~6 条中任意一条的人群应被列为高危人群,即筛查对象:①40 岁以上人群;②胃癌高发地区人群;③幽门螺杆菌感染者;④既往患有慢性萎缩性胃炎、胃溃疡、胃息肉、手术后残胃、肥厚性胃炎、恶性贫血等胃癌前疾病者;⑤胃癌患者的一级亲属;⑥存在胃癌其他高危因素者(高盐、腌制、熏制饮食、吸烟、重度饮酒等)。

具体的筛查方法包括:①联合血清胃泌素 17、血清胃蛋白酶原 I、血清胃蛋白酶原 I／II 比值与幽门螺杆菌抗体,评估胃癌的发生风险,根据风险等级评估结果决定是否完善内镜检查,及具体的内镜随访间隔;②内镜检查:内镜及活检是目前诊断胃癌的金标准。但内镜价格相对较高,不麻醉情况下有一定痛苦,建议在采用非侵入性诊断方法筛选出胃癌高风险人群后再有目的地完善内镜下精查。

对于炎症性肠病患者来说,定期的胃镜检查是很重要的,以早期发现和治疗肠道、胃部的任何异样或异常情况。此外,保持炎症性肠病的缓解状态,正确使用药物治疗、均衡饮食、健康生活方式等也有助于降低胃癌的发生风险。

陆君涛

贴士 53

炎症性肠病病友颈椎病的防与治

颈椎病是颈椎骨关节炎、增生性颈椎炎、颈神经根综合征、颈椎间盘脱出症的总称。随着人们学习、生活、工作方式的改变,颈椎病的患病率逐年升高,且发病有年轻化的特点。颈椎病的临床症状较为复杂,主要有颈背疼痛、上肢无力、手指发麻、下肢乏力、行走困难、头晕、恶心、呕吐,甚至视物模糊、心动过速及吞咽困难等。颈椎病的诊断需要有特定的颈椎病临床表现,拍片要提示颈椎间盘或椎间关节有退行性改变,还有最重要的一点,拍片结果能够解释相应的临床表现。颈椎病有多种不同亚型,临床表现也不同。

　　炎症性肠病患者长期处于炎症状态,可能会出现全身症状,如营养不良、疲劳、体重下降、关节痛等。这些症状可能会导致一些姿势不正确或长时间处于固定姿势的行为,进而增加颈椎病的发生风险。此外,炎症性肠病患者可能需要长期使用激素类药物或免疫调节剂等治疗,这些药物可能会影响骨骼健康,导致骨质疏松症的发生,进而增加颈椎病的发生风险。

　　手术是颈椎病的治疗手段之一,但说起颈椎手术,大家总会有诸多担忧。那么我们应该怎样预防颈椎病或者改善颈椎病早期的症状呢?

　　保持正确的姿势:工作时尽量保持颈部平直,调整桌椅高度比例,使头、颈、胸保持正常生理曲线。

　　选择合适的床铺和枕头:选择符合个人需要和睡眠习惯的枕头、床垫,避免高枕和床垫过软,保证舒适的睡眠姿势和颈部支撑。

加强锻炼:进行适度的颈部和背部肌肉锻炼,以增强支撑颈椎的肌肉力量。另外,生活中还要加强颈部前后及两侧的肌肉训练,动作以缓慢为宜。

颈椎病的非手术治疗包括头颈牵引治疗、物理治疗(颈托制动、热疗、电疗等)、运动疗法、药物疗法(非甾体抗炎药、神经营养药及骨骼肌松弛类药物)、中医推拿等。

颈椎非常重要,颈椎病如未恰当治疗,症状可能进一步加重,甚至导致瘫痪,因此一旦出现相关症状,要及时到正规医疗机构接受治疗。

陆君涛

贴士 54

手上好痒怎么办?

手部湿疹,顾名思义,是发生在手部的湿疹皮炎样改变,可以表现为红斑、丘疹、水疱、糜烂、渗出、结痂等,有时还伴有瘙痒。手部湿疹的病因可以分为内源性和外源性。内源性病因主要包括遗传、过敏体质、精神状态、机体免疫状态等。外源性病因则主要包括接触因素(过敏源或刺激性物质)和机械损伤。

手部湿疹说来不是严重的疾病,但瘙痒的症状多让人烦心,并且这类疾病很难"断根",常易发作,对生活影响较大。对于炎症性肠病患者来说,手部湿疹的发生率可能会稍高一些,但并非每位患者都会出现这种情况。手部湿疹在炎症性肠病患者可能与以下因素有关。

免疫系统异常:炎症性肠病是免疫系统异常导致的一种炎症性疾病。免疫系统异常可能会使患者对过敏原更敏感,从而增加手部湿疹的发生风险。

药物治疗:某些用于治疗炎症性肠病的药物,如免疫抑制剂和类固醇,可能增加手部湿疹的发生风险。这些药物可能会干扰皮肤的正常免疫和防御机制。

炎症和压力:炎症性肠病患者常常经历肠道炎症和压力,这可能会导致免疫系统紊乱,增加手部湿疹的发生风险。

因此,预防措施格外重要。预防的重点是保护手部皮肤,避免接触刺激物和(或)过敏原,加强润肤保湿,修护皮肤屏障。

适度清洁、润肤保湿:洗手时要尽量选择温和的不含皂基的清洁剂,避免手部皮肤过度干燥。洗手后及时使用润肤剂有助于改善瘙痒,恢复皮肤屏障。选择润肤剂时尽量选择不含芳香剂或防腐剂的品类,避免二次刺激。白天可以选择含亲水基性质的护手霜,清爽不黏腻;晚上睡前则可以选择脂质含量更高的种类,滋润度和修复功能都更好。

合理使用防护手套:手套能够帮我们避开刺激物和过敏原,同时避免长时间湿手作业,工作或做家务时都可以使用防护手套。但密闭橡胶手套长时间使用也可能诱发手部湿疹,因此如果使用此类手套,应尽可能缩短使用时间;如果使用时间较长,建议在内部加戴棉布手套。此外,应尽量避免接触可能刺激手部皮肤的化学物质、清洁剂、洗涤剂等。

注意饮食:部分患者对特定食物过敏,如果发现手部湿疹与某种食物摄入后的过敏反应有关,尽量尝试排除这些食物。

对于炎症性肠病患者来说,如果湿疹发

作严重或过于频繁,建议及时找皮肤科医生
就诊,以获取确切的诊断和治疗建议,同时也
要找擅长炎症性肠病诊治的消化科医生就
诊,判断是否为炎症性肠病的肠外表现。专
科医生会根据具体情况制定适当的治疗方
案,以帮助缓解手部湿疹的症状。

陆君涛

贴士 55

慢性咳嗽知多少

咳嗽是呼吸道疾病的常见症状之一,由气管、支气管黏膜或胸膜受炎症、异物、物理或化学性刺激引起。上呼吸道感染、肺部疾病、过敏和其他一些传染性疾病都可能引起咳嗽,这是机体的防御机制之一,有利于清除呼吸道分泌物和有害因子。除感染因素外,任何可阻塞、压迫或牵引呼吸道使管壁受刺激或管腔被扭曲变窄的病变都可引起咳嗽。

炎症性肠病患者不一定易发生慢性咳嗽。炎症性肠病主要累及消化系统。尽管炎症性肠病可以导致一系列全身症状,如疲劳、体重下降和贫血,但慢性咳嗽并不是其典型症状。然而,炎症性肠病患者可能出现一些与呼吸系统有关的合并症,例如肺部疾病和气道炎症。这些合并症可能导致出现咳嗽症状。例如,溃疡性结肠炎患者可能伴随着肺部感染,而克罗恩病患者可能因为与呼吸系统有关的免疫问题而出现呼吸道症状。

◇ **影响因素**

对于炎症性肠病患者而言,慢性咳嗽可能与多种因素相关。

药物副作用:某些用于治疗炎症性肠病的药物,如非甾体抗炎药和血管紧张素转换酶抑制剂,被报道与咳嗽有关的副作用。如果患者正在接受这些药物治疗,可能需要咨询医生,以评估药物是否与咳嗽有关,并可能需要调整治疗方案。

肺部感染:炎症性肠病患者的免疫系统可能受到影响,因此更易感染呼吸道病原体,如细菌、病毒或真菌。这些感染可能导致咳嗽和其他呼吸道症状。如果咳嗽伴有其他症状,如咳痰、呼吸困难、发热等,建议及时咨询医生,以进行评估和适当治疗。

气道过敏或敏感:炎症性肠病患者可能对气道刺激物质过敏或有敏感反应,例如花粉、尘螨、宠物皮屑等。这些刺激物质可能导致慢性咳嗽。如果怀疑是过敏引起的咳嗽,可以咨询过敏科或免疫科医生进行过敏测试,并采取相应的措施以减少暴露和缓解症状。

胃酸反流:部分炎症性肠病患者可能同时存在胃食管反流病,这是胃酸逆流到食管引起炎症和咳嗽的情况。胃酸反流可能与炎症性肠病的病程、药物治疗或消化道炎症有关。

◇ **预防咳嗽的方法**

虽然炎症性肠病患者出现慢性咳嗽的可能性较低,但在某些情况下,与呼吸系统有关的合并症可能导致咳嗽症状。以下方法可以预防咳嗽。

健康饮食：保持均衡饮食，摄入富含维生素 C 和含有其他必需营养物质的食物，如新鲜水果、蔬菜、坚果等。

避免接触患有呼吸道疾病的人群：尽量避免与感染呼吸道疾病的人密切接触，特别是咳嗽或打喷嚏的人。

改善室内空气质量：保持室内环境清洁，并定期通风，减少室内污染和空气中的病原体。

不吸烟和避免二手烟环境：吸烟会对呼吸系统造成损害，增加咳嗽和呼吸道感染的风险。

这些预防咳嗽的方法并不能完全避免咳嗽，但可以降低感染的风险。如果有持续咳嗽或其他严重症状，建议咨询医生以获得进一步的评估和建议。

陆君涛

贴士 56

心血管疾病的预防

心血管疾病是严重威胁人类,特别是 50 岁以上中老年人健康的一类常见病,具有高患病率、高致残率和高死亡率的特点。心血管疾病目前已成为我国人群的重要死亡原因。大规模的荟萃分析提示,炎症性肠病患者的心血管疾病风险显著增高,炎症性肠病本身的慢性炎症、脂质代谢异常、血小板增多,及治疗过程中使用糖皮质激素等,都是心血管疾病患病率增高的原因。另外,部分患者伴随吸烟、糖尿病、肥胖等,心血管疾病的患病风险也会增高。

实践证明,以生活方式干预和危险因素

防控为核心的一级预防可以有效延缓或避免心血管事件的发生。

生活方式的干预主要包括以下几个方面。

合理膳食:减少饱和脂肪酸摄入(动物脂肪,如牛油、猪油、黄油等;及部分植物脂肪,如椰子油、棕榈油等),减少烹饪、调味品用盐(如食盐、酱油及酱制品,每日食盐不超过6克),控制胆固醇和碳水化合物摄入,避免摄入反式脂肪等,注意饮食多样化和能量平衡。

适度锻炼:根据《中国心血管病一级预防指南》,推荐成人每周应进行至少150分钟中等强度身体活动或75分钟高强度身体活动(或等效的中等强度与高强度身体活动组合)。炎症性肠病患者因原发疾病可能无法达到上述活动强度,但适度的、低强度的运动也可以降低心血管疾病的发生率。

控制体重:大部分炎症性肠病患者体重偏轻,但也有部分患者由于各种原因存在超重或肥胖的问题,建议有肥胖风险的患者通过饮食＋运动制造热量缺口,减轻体重。

戒烟戒酒:对炎症性肠病患者的重要性不言而喻,可以改善症状、降低疾病复发风险,并且减少并发症的发生。

保持良好的心态:心理压力可能会对心血管健康产生负面影响,炎症性肠病患者应适时缓解压力,可以通过放松、冥想等降低心血管疾病的发生风险。

炎症性肠病患者有较高的心血管疾病患病风险。建议定期体检,如果发现异常,及时到医院就诊。根据综合风险评估,制定治疗目标。如果单纯的生活方式调整无法达到预定目标,则需根据医嘱加用药物,坚持定期监测,及时调整治疗方案,进而将心血管疾病的发生风险降到最低。

陆君涛

贴士 57

下肢深静脉血栓的预防

　　静脉血栓是指在静脉中形成血栓的疾病。深静脉血栓是血液在深静脉内不正常地凝结，造成静脉回流障碍，最常发生于下肢。如果血栓脱落进入肺血管就会形成肺栓塞。下肢深静脉血栓形成的主要原因是静脉壁损伤、血流缓慢和血液高凝状态。其主要风险因素包括静脉曲张、长时间静坐、外伤、手术、孕产等。

　　炎症性肠病主要累及肠道。目前研究尚未明确炎症性肠病与下肢静脉血栓之间是否存在直接的因果关系。但炎症性肠病的病症并不仅仅局限在肠道，除肛周、皮肤、眼睛等部位的肠外表现外，炎症性肠病还可能引起其他系统的并发症。一些研究表明,炎症性肠病患者有较高的深静脉血栓发生风险。下肢深静脉血栓是由静脉血液回流障碍引起的,而炎症性肠病会导致全身炎症反应和血液凝结活性增加,这可能加剧下肢静脉血栓的发展。此外,炎症性肠病患者出现的肠黏膜损害可能导致营养不良和体重减轻,这可能进一步加重下肢静脉血液回流不畅,增加深静脉血栓的发生风险。调查显示,炎症性肠病患者发生血栓栓塞性事件(深静脉血栓、肺动脉栓塞、缺血性卒中、急性心肌梗死等)的概率是正常人群的2～3倍。血栓栓塞性事件会严重影响患者的生存质量,甚至造成死亡。对于炎症性肠病患者,可以采取以下措施缓解下肢静脉血栓。

积极控制炎症:积极配合医生的治疗计划,使用适当的药物缓解炎症,以降低炎症程度和病情加重的风险。这样可以减少血液凝块形成的倾向。

接受抗凝治疗：对静脉血栓发生风险较高的患者，如下肢静脉曲张、进行外科手术等，医生可能会建议使用药物来进行预防性抗凝治疗。

适当运动：炎症性肠病患者可以通过一些肢体运动，如踮脚、屈伸膝关节，促进血液循环，改善血液回流。避免久坐，如因为疾病而需较长时间卧床，则需增加下肢的被动运动，必要时可穿戴弹力袜增加静脉回流，预防血栓形成。

炎症性肠病患者应该定期复诊，并进行血液检查和超声检查，以监测血液凝块的发生风险并早期发现。具体的防治策略应根据个体情况和医生的指导进行个性化调整。建议定期与就诊医生讨论静脉血栓的预防和管理，并采取合适的措施。

陆君涛

贴士 58

当炎症性肠病遇上乙肝——"两对半"结果异常不要慌

在我国,乙肝是一种常见的传染病。根据中国疾病预防控制中心的数据,我国乙肝病毒携带者多达 9000 多万人。目前,我国全人群乙肝表面抗原(HBsAg)流行率为 5%~6%,如此庞大的感染基数,必然会有炎症性肠病患者出现异常的"两对半"结果,大家该如何解读"两对半"结果呢?

乙肝"两对半",之所以获得这样一个俗称,是因为它包含五个项目,乙肝表面抗原(HBsAg)、乙肝表面抗体(HBsAb)、乙肝 e 抗原(HBeAg)、乙肝 e 抗体(HBeAb)、乙肝核心抗体(HBcAb),五个项目不同的组合代表了不同的意义：

（1）HBsAg 阳性，其余四项阴性：急性病毒感染的潜伏期后期。

（2）HBsAg、HBeAg、HBcAb 阳性，其余两项阴性：俗称乙肝大三阳，说明是急、慢性乙肝，传染性相对较强。

（3）HBsAg、HBeAb、HBcAb 阳性，其余两项阴性：俗称乙肝小三阳，说明是急、慢性乙肝，传染性相对较弱。

（4）HBsAg、HBeAg 阳性，其余三项阴性：急性乙肝的早期。

（5）HBsAg、HBeAg、HBeAb、HBcAb 阳性：急性乙肝感染趋向恢复，或者为慢性乙肝病毒携带者。

（6）HBsAg、HBeAb 阳性，其余三项阴性：慢性乙肝表面抗原携带者易转阴，或者是急性感染趋向恢复。

（7）HBsAg、HBcAb 阳性，其余三项阴

性:说明是急、慢性乙肝,即①急性 HBV 感染;②慢性 HBsAg 携带者;③传染性弱。

(8)HBcAb 阳性,其余四项阴性:①既往感染未能测出 HBsAb;②恢复期 HBsAg 已消,HBsAb 尚未出现;③无症状 HBsAg 携带者。

(9)HBsAb、HBeAb、HBcAb 阳性,其余两项阴性:乙肝的恢复期,已有免疫力。

(10)HBsAb 阳性,其余四项阴性:①曾经注射过乙肝疫苗并产生了抗体,有免疫力;②曾经有过乙肝病毒感染,并且有一定的免疫力;③假阳性。

(11)HBsAb、HBcAb 阳性,其余三项阴性:接种了乙肝疫苗以后,或是乙肝病毒感染后已康复,已有免疫力。

(12)HBeAb、HBcAb 阳性,其余三项阴性:急性乙肝病毒感染的恢复期,或曾经感染过病毒。

（13）五项全阴：过去和现在未感染过HBV，但目前没有保护性抗体。

大家可以参考上面的结果看看自己属于哪种情况。简单来说，HBsAg、HBeAg代表着急、慢性乙肝感染；而HBsAb属于保护性抗体，意味着对乙肝感染的抵抗力。知道"两对半"不同结果的意义后，下一个问题就是面对不同的"两对半"结果，该怎么办呢？我们同样分情况来讨论。

（1）五项全阴或HBsAb虽然阳性但滴度不高：这类炎症性肠病患者对乙肝病毒不具有抵抗力或抵抗力较弱，因此我们建议最好能在开始应用生物制剂或免疫抑制剂之前完成乙肝疫苗接种，否则可能会影响保护性抗体的产生。

（2）HBsAg阳性：根据目前指南推荐，无论乙肝DNA是否阳性，如患者准备或正在接受免疫抑制剂治疗，都建议加用抗病毒药物,目前使用的抗病毒药物主要为恩替卡韦或替诺福韦。

对于炎症性肠病同时伴随乙肝的患者,要综合考虑两种疾病的治疗。在治疗炎症性肠病的同时,需要特别注意抗病毒治疗,并避免使用可能对肝脏有毒性的药物。因此,对同时有炎症性肠病和乙肝的患者,应该由医生根据患者的具体情况制订治疗计划。并且有必要定期进行肝脏功能监测和乙肝病毒相关指标监测。

陆君涛

原发性肝癌的预防

肝癌是指发生于肝脏的恶性肿瘤,包括原发性肝癌和转移性肝癌两种,一般多指原发性肝癌。肝癌是我国最常见的恶性肿瘤之一,严重威胁我国人民的生命和健康。肝癌的症状可能会因个体差异而有所不同。常见的症状有腹痛、体重下降、食欲减退、黄疸、肝功能异常及肝部有肿块等。常见的治疗手段也包括手术治疗、肝移植等。

那么对于炎症性肠病患者而言,长期的肠道慢性炎症可能会导致氧化应激和 DNA 损伤,从而增加肝癌的发生风险。另外,炎症性肠病患者在治疗过程中长期使用免疫抑制剂、免疫调节剂和生物制剂治疗,这些药物会影响免疫系统的正常功能,也会增加肝癌的发生风险。

临床上,对所有慢性疾病的分级预防有相似性,一级预防是病因预防,主要针对普通人群采取干预措施;二级预防则主要针对高危人群,核心在于加强筛查和监测;三级预防则针对已患病的患者,尽可能改善疾病预后,降低并发症及死亡的发生风险。下面就让我们从分级预防的角度来看看我们该怎样预防肝癌吧。

◇ **接种乙肝疫苗,避免感染**

慢性乙肝感染是我国肝癌最主要的病因,因此接种乙肝疫苗是预防乙肝最经济有效的方式。如果不确定自己出生时是否接种过乙肝疫苗,或者担心抗体浓度不够,可以进行"乙肝五项"抽血检测(也就是俗称的"两对半"),表面抗体阴性或滴度较低(比如小于100mU/mL)可以考虑接种增强针。建议炎症性肠病患者在开始治疗前根据"两对半"检测结果接种增强针。除接种乙肝疫苗外,还应该避免与这些病毒感染者的血液和体液接触。

◇ **饮食健康**

"发霉的花生会致癌"这句话很多人听过,但其实真正致癌的是黄曲霉菌和寄生曲霉菌的呋喃香豆素衍生物。花生和玉米是较易受黄曲霉菌污染的食物。因此,我们要注意粮油食物的干燥和通风保存与储存,避免厨房竹木制餐具的霉变,特别是在温暖潮湿的南方地区。一旦发现食物和餐具发生霉变,一定要及时丢弃,避免接触。

◇ **生活方式调整**

生活方式调整也是肝癌一级预防中非常

重要的方面。具体来说包括：①戒烟限酒；②对于糖尿病患者,建议通过饮食、运动、药物等综合方式将血糖控制在理想范围内；③超重或肥胖患者则需要"管住嘴、迈开腿",认真减肥,控制体重。

◇ **定期体检和筛查**

对于高风险人群,如乙肝和丙肝患者,肝硬化患者以及家族中有肝癌病史的人,定期进行肝功能检查和超声筛查可以早期发现病变并进行干预。

肝癌的二级预防主要针对患有慢性肝病的人群,这些人群除与普通人群一样避免肝癌发生的危险因素、调整生活方式外,还需要重视抗 HBV/HCV 及其他肝病的病因治疗,并加强定期评估与筛查。

陆君涛

贴士 60

宫颈癌的预防与筛查

宫颈癌是全球妇女第三个常见的恶性肿瘤,仅次于乳腺癌和结直肠癌。在发展中国家,宫颈癌是第二个常见的恶性肿瘤,仅次于乳腺癌,是最常见的女性生殖道恶性肿瘤。相比于乳腺癌发病机制复杂不明,宫颈癌的病因相对简单。高危人乳头瘤病毒的持续感染已被证实是宫颈癌以及癌前病变发生的必要因素。其中,人乳头瘤病毒 16 型和 18 型与宫颈癌关系最为密切。但即使感染了高危型人乳头瘤病毒,也只有不到 10% 的女性最终会发展至宫颈癌或宫颈上皮内瘤变。宫颈癌的最终发生除持续高危型人乳头瘤病毒感染外,还需要其他内源性和外源性因子参与。内源性因子一般指基因、种族等无法改变的危险因素。外源性因子则指行为性危险因素,具体包括以下几个方面。①性生活相关:初次性生活年龄过小、多个性伴侣、性卫生习惯不良、既往性传播疾病史等;②月经及孕产相关:早婚早育、多孕多产、产褥期或经期卫生习惯不良等;③吸烟;④口服避孕药;⑤自身免疫性疾病或长期接受免疫抑制剂治疗;⑥营养不良、营养失调造成多种维生素缺乏。

对于炎症性肠病女性患者而言,在治疗过程中经常使用免疫抑制剂,这些药物会抑制免疫反应,降低炎症水平。然而,长期使用免疫抑制剂可能降低免疫系统对人乳头瘤病毒感染的应对能力,增加宫颈癌的发生风险。此外,炎症性肠病患者长期的慢性炎症也会增加感染人乳头瘤病毒的风险。

高危型人乳头瘤病毒持续感染是宫颈癌

的明确病因,因此宫颈癌的首要预防措施就是接种人乳头瘤病毒疫苗。根据我国的流行病学数据,人乳头瘤病毒感染的年龄段为 17～24 岁和 40～44 岁双峰,因此这些女性都属于预防接种的重点人群。宫颈癌的二级预防主要包括以下几点。

接种宫颈癌疫苗:宫颈癌疫苗能够有效预防人乳头瘤病毒感染。建议适龄女性接种宫颈癌疫苗,接种年龄通常为 9～45 岁。

定期筛查:宫颈细胞学筛查,也称做"涂片检查"或"巴氏涂片",是目前最常用的宫颈癌早期筛查方法。建议女性从 20 岁开始每 3 年进行一次宫颈细胞学筛查;到 30 岁时,可继续每 3 年进行筛查,或者结合宫颈人乳头瘤病毒检测。

避免感染:宫颈癌的主要病因是人乳头瘤病毒(人乳头瘤病毒)感染,因此需要采取一些措施避免感染,例如正确使用安全套、减少性伴侣数量、避免与感染人乳头瘤病毒的人发生性行为等。

控制炎症：控制和管理炎症性肠病的炎症状态对于降低癌症发生风险和增强免疫功能是非常重要的。遵循医生的治疗计划，包括适当的药物治疗和定期随访。

陆君涛

本书受上海市宝山区 2023 年科普项目(1—L003)基金支持

感谢以下基金项目对本书内容出版的支持(按拼音字母排序):

◇ 上海交通大学医学院附属仁济医院宝山分院 2023 科普项目基金(2023—ykpsj—01)

◇ 上海交通大学医学院附属仁济医院临床科研创新培育基金(RJPY—LX—004)

◇ 上海市宝山区科学技术委员会 2022 年度医学卫生项目(2023—E—13)

◇ 上海市宝山医学重点学科和特色品牌建设－重中之重学科建设项目(BSZK—2023—Z06)

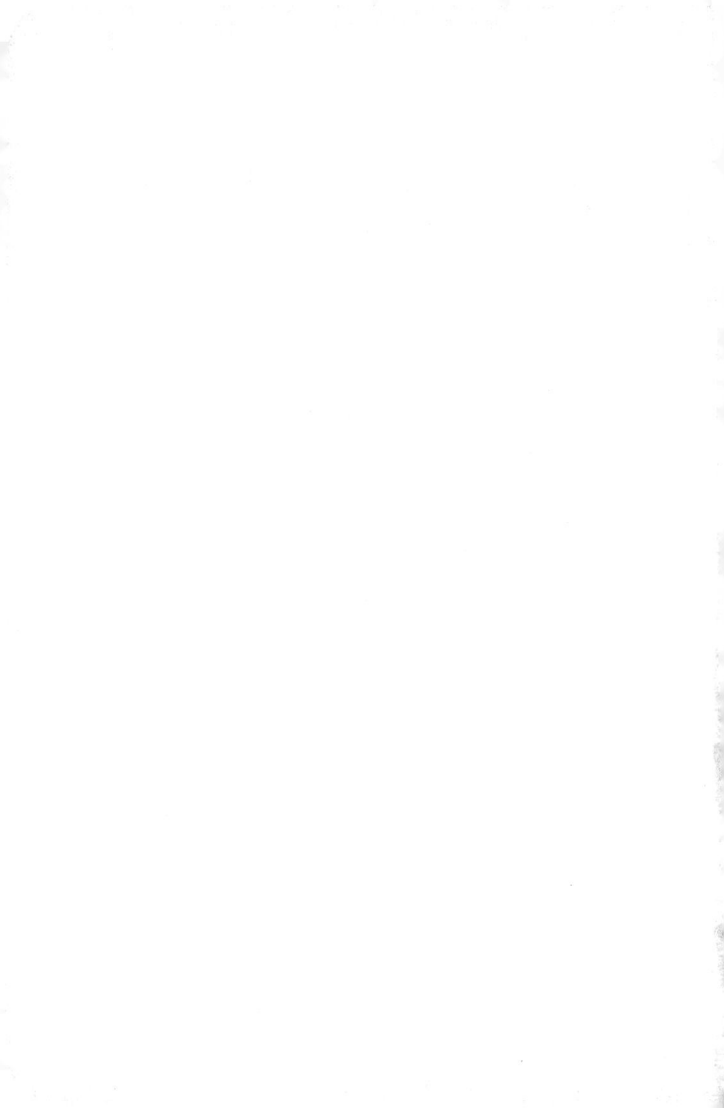